U0338511

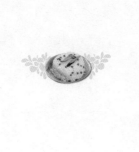

食物营养与健康

随身查

张明 编著

天津出版传媒集团

天津科学技术出版社

图书在版编目（CIP）数据

食物营养与健康随身查 / 张明编著. —天津：天津科学技术出版社，2013.8（2024.4 重印）

ISBN 978-7-5308-8237-5

Ⅰ.①食… Ⅱ.①张… Ⅲ.①食品营养 – 关系 – 健康 – 基本知识 Ⅳ.① R151.4

中国版本图书馆 CIP 数据核字（2013）第 191010 号

食物营养与健康随身查

SHIWU YINGYANG YU JIANKANG SUISHENCHA

策划编辑：杨 譞

责任编辑：张 跃

责任印制：刘 彤

出　版：	天津出版传媒集团
	天津科学技术出版社
地　址：	天津市西康路 35 号
邮　编：	300051
电　话：	（022）23332490
网　址：	www.tjkjcbs.com.cn
发　行：	新华书店经销
印　刷：	鑫海达（天津）印务有限公司

开本 880×1230　1/64　印张 5　字数 144 000

2024 年 4 月第 1 版第 2 次印刷

定价：58.00 元

食物与人类健康有着最基础、最直接的联系，它不仅向人体提供了味觉上的享受，满足人们的口腹之欲，还向人体提供了糖类、蛋白质、维生素、微量元素等营养成分，维持身体各个器官和系统的正常运行、人体的新陈代谢和生长发育，保证了身体的健康。

随着科学的进步，食物中所含的营养与保健养生功效得到进一步发掘，人们不再单纯局限于食物的美味特性，更大力发掘了食物的营养性与保健康养生功效。人们更加关注食物中所含的营养成分、食物对身体健康养生的益处、食物在预防和治疗疾病的功效。

虽然当今物质生活水平迅速提高，食物的种类极为丰富，但是由于对食物的认识不足和缺乏相关的营养知识，人们在选择食物时容易陷入误区，盲目地吃或者选择不恰当的食物都会导致饮食结构不合理和营养素摄入不均衡，吃什么、吃多少、怎么吃正变得越来越难抉择，健康也就无从谈起。

本书综合中华传统食物养生理论与现代营养知识，引入先进的健康理念，结合中国人的日常饮食习惯，将我们日常所见的各种食物进行分类介绍，分为肉类、蔬菜、水果

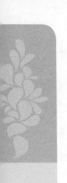

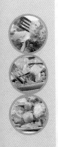

干果、菌类、水产、五谷杂粮、蛋奶等，每种食物的介绍均包括"食性物语""食而有道""食事求适"和"适可而止"等栏目，详细介绍了它们的食物营养价值（注意：营养指数的数值由于测量标准的不同，存在较大差异，书中数值仅作为参考）以及如何利用食物来为健康服务。在"食林广记"栏目中，还特别介绍了一些食物的奇闻逸事，以增进人们对它们的了解。每种食物都配有相应的精美图片，同时每种食物都有一道色香味俱全的推荐菜品，让你一看就懂、一学就会，帮助你更好地了解食物，认识食物中的营养与健康的关系，更好地利用食物来保持身体健康，预防和治疗各种疾病。

目录

第1章 营养解码

第2章 谷物豆类

第3章 蔬菜

第4章　瓜果菌类

第6章 肉禽蛋类

第7章 海鲜水产

第8章 其他类

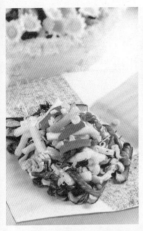

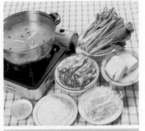

第一章

营养解码

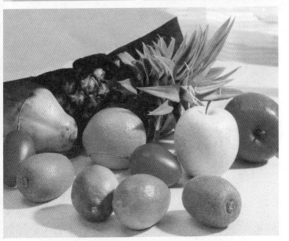

什么是全面营养

全面营养即摄取能提供脂肪、碳水化合物及蛋白质并同时满足人体所需维生素与矿物质的食物。碳水化合物、脂肪与蛋白质被称为宏量营养素，它们为人体提供热量（以千卡或千焦计算，1卡＝4.186焦耳）。维生素、矿物质与微量元素被称为微量营养素，它们不含热量。许多人喜欢吃热量高的但缺乏必要微量营养素的食物，这些食物通常含有较多的精制碳水化合物与饱和脂肪，过量食用这些食物不仅会导致肥胖，而且说明他们的饮食营养不全面。因此，你需要知道你的食谱里缺乏哪些食物，并注意多吃这些食物。同时减少或不吃那些对健康不利的食物。

食物的种类与营养价值

●谷类

谷类食品主要包括纤维、矿物质、B族维生素等营养素。谷类食品包括全谷类和加工谷类两大类。

全谷类食品

全谷类食物中，麸皮、胚芽和胚乳的比例和它们在被压碎或剥皮之前的比例是一样的。全谷类食物是纤维和营养素的重要来源，它们能够帮我们远离肥胖、糖尿病、疲劳、营养不良、神经系统失常、胆固醇相关心血管疾病以及肠功能紊乱。

加工谷类

谷类在加工时，麸皮和胚芽基本上都除掉了，同时把膳食纤维、维生素、矿物质和其他有用的营养素比如木脂素、植物性雌激素、酚类化合物和植酸也一起除掉了。但加工谷类的质地更细一些，保存期也更长一些。现在，很多加工谷类中被人工加入了铁、B族维生素(叶酸、维生素 B_1，维生素 B_2 和烟酸)。不过，在这种再加工的谷类中，往往不会加入纤维，除非加进了麸皮。

● 动物性食物

动物性食物包括猪肉、牛肉、羊肉、兔肉等畜肉类；鸡、鸭、鸽子等禽肉类；水产中的鱼虾贝类以及以上食物的副产品，如奶类和蛋等。动物性食物的种类极为丰富，是人类获取蛋白质、脂肪、热量以及多种矿物质和维生素的重要来源。

除了蛋白质之外，肉类中还有其他种类的营养物质。但肉类最大的缺点之一是它含有饱和脂肪。

● 豆类

豆类是指豆科农作物的种子，有大豆、蚕豆、绿豆、赤豆、豌豆等。各种豆类蛋白质含量都很高，如大豆为41%、干蚕豆为29%、绿豆为23%、赤豆为 19%。豆类蛋白质氨基酸的组成特点是均富含赖氨酸,而蛋氨酸稍有不足。由大豆制成的豆制品包括豆腐、豆浆等营养也十分丰富。大豆异黄酮有多种结构,其中三羟基异黄酮具有雌激素活性,对乳腺癌、骨质疏松、心脏病等许多慢性疾病具有预防作用。豆类及豆制品的建议日摄入量为 50 克。

● 蔬菜水果类

这类食物中,除含有蛋白质、脂肪、糖、维生素和矿物质外,还有成百上千种植物化学物质。这些天然的化学物质,是植物用于自我保护、避免遭受自然界细菌、病毒和真菌侵害的具有许多生物活性的化合物。

植物化学物质具有一系列潜在的生物活性,如提高免疫力、抗氧化和自由基、抑制肿瘤生成、诱导癌细胞良性分化等。有激素活性的植物化学物质还可抑制与激素有关的癌症发展。例如儿茶酚能遏止癌细胞分裂,减缓其扩散速度。黄酮类物质可延长体内重要抗氧化剂(如维生素 C,维生素 E 和 β-胡萝卜素)的作用时间,降低血小板活性,防止血液凝集,从而对心血管疾病如中风、冠状心脏病等具有预防作用。

多吃蔬菜还可以降低患 II 型糖尿病、口腔癌、胃癌、结肠直肠癌、肾结石、高血压等疾病的风险。

蔬菜水果类食物的日建议摄入量为 1000 克。

食物的成分与我们的健康

食物提供的不仅仅是味觉刺激，还意味着蛋白质、维生素等基本的营养成分，意味着机体的各个器官和系统的正常运行，意味着生命的延续和个体的生长发育。要想了解食物是怎么样影响我们的健康，就要先了解它们的基本组成成分有哪些。

蛋白质

蛋白质是生命与各种生命活动的物质基础，是构成器官的重要元素，由 20 多种氨基酸按不同的顺序和构型构成的一种复杂的高分子有机物。另外，蛋白质也供给热能。

蛋白质主要存在于肉类、禽类、鱼类、贝类、坚果、种子、豆类、谷类、奶制品和蛋类中。蛋白质消化的时间比碳水化合物和脂肪要长一些，但是过程基本相似。酶把大的蛋白质分子分解成氨基酸。这些氨基酸会融进血液运输到身体的每个细胞，来构成和修补身体组织。

碳水化合物

碳水化合物是一大类具有碳、氢、氧元素的化合物，是人类从膳食中获得热能的最经济和最主要的来源。它按化学结构大致可分为单糖类、双糖类、多糖类。

碳水化合物存在于谷类产品(如面包、米饭等)、玉米、土豆及其他蔬菜、水果和糖果中，由成千上万个葡萄糖分子构成的。消化系统把这些分子分解成独立的葡萄糖分子，进入血液循环。如果它们不能作为能量被马上消耗掉，多余的葡萄糖就会转化成糖原存储在肝脏和肌肉中。

脂肪

脂肪由脂肪酸组成，是由三分子脂肪酸与一分子甘油脱去三分子水构成的酯，通常不溶于水。脂肪是人体三大能量来源之一，每克脂肪可供 37 千焦热量，是构成机体组织、供给必需脂肪酸、协助吸收利用脂溶性维生素的重要营养素。

脂肪存在于黄油、人造黄油、植物油、调味汁、奶制品(脱脂牛奶除外)、烘烤食品、坚果、种子、肉类(肉眼可以看见的脂肪)、鱼类和贝类(肉眼看不见的脂肪)中。脂肪是产生能量的最重要的营养素，所以我们的身体需要脂肪。如果不能作为能量消耗掉，脂肪就会存储在组织中备用。

矿物质和微量元素

矿物质和微量元素包括钙、铁、磷、钾、钠、镁、锌等多种物质，这一大类物质不含热量，但是它们是地球上所有物质的构成基础。几乎所有食物都能提供或多或少的矿物质和微量元素，只是种类和数量上有所差别。我们的身体利用、存储和消耗掉矿物质和微量元素，它们支持身体结构和功能，帮助身体产生能量。

● 维生素

维生素是一组有机化合物，包括维生素 A、B 族维生素、维生素 C、维生素 D 和维生素 E 等几大类，它们共同的特点是能够加强氨基酸、碳水化合物和脂肪在人体内的新陈代谢。这就是说，尽管维生素本身不能为身体提供能量，但是却能促进新陈代谢，把食物转化成人体所需要的能量。B 族维生素包括烟酸、维生素 B_1、维生素 B_2 和维生素 B_6 等，能帮助身体释放能量、建立新组织、生成血红细胞，保持神经系统的良好运转。作为抗氧化物，维生素 E 在细胞氧化过程中保护维生素 A 和必需氨基酸不受侵害。

谷物和动物性食品能提供大量的 B 族维生素；蔬菜和水果是维生素 C 的主要来源；维生素 D 和维生素 E 以及维生素 A 大量存在于动物性食物中，蔬菜和水果如胡萝卜、杧果当中含有维生素 A 原，即胡萝卜素。

平衡膳食宝塔

我国早在 20 世纪 80 年代就提出了"每日膳食中营养素供给量"用来指导我国居民的日常营养摄入。我国的膳食结构同其他国家不同，因此需要专门针对我们现有的膳食模式进行指导，基于此，我国推出了有针对性的《中国居民膳食指南》，引导居民合理饮食，给出健康饮食明确的指导性原则。

《中国居民膳食指南》

任何一种天然食物都不能提供人体所需的全部营养素，平衡膳食必须由多种食物组成，才能满足人体各种营养需要，达到合理营养、促进健康的目的。

多种食物应包括以下 5 大类：

第 1 类为谷类及薯类：谷类包括米、面、杂粮，薯类包括土豆、甘薯、木薯等，主要提供碳水化合物、蛋白质、膳食纤维及 B 族维生素。

第 2 类为动物性食物：包括肉、禽、鱼、奶、蛋等，主要提供蛋白质、脂肪、矿物质、维生素 A 和 B 族维生素。

第 3 类为豆类及其制品：包括大豆及其他干豆类，主要提供蛋白质、脂肪、膳食纤维、矿物质和 B 族维生素。

第 4 类为蔬菜水果类：包括鲜豆、根茎、叶菜、茄果等，主要提供膳食纤维、矿物质、维生素 C 和胡萝卜素。

第 5 类为纯热能食物：包括动植物油，淀粉、食用糖和酒类，主要提供能量。植物油还可提供维生素 E 和必需脂肪酸。

• 特定人群膳食指南

婴儿
1. 鼓励母乳喂养。
2. 母乳喂养 4 个月后逐步添加辅助食品。

幼儿与学龄前儿童
1. 每日饮奶。
2. 养成不挑食、不偏食的良好饮食习惯。

学龄儿童
1. 保证吃好早餐。
2. 少吃零食，饮用清淡饮料，控制食糖摄入。
3. 重视户外活动。

青少年
1. 多吃谷类，供给充足的能量。
2. 保证鱼、肉、蛋、奶、豆类和蔬菜的摄入。
3. 参加体力活动，避免盲目节食。

老年人
1. 食物要粗细搭配，易于消化。
2. 积极参加适度体力活动，保持能量平衡。

• 中国居民平衡膳食宝塔

中国居民平衡膳食宝塔是根据《中国居民膳食指南》结合中国居民的膳食结构特点设计的。它把平衡膳食的原则转化成各类食物的重量，并以直观的宝塔形式表现出来，便于群众理解和在日常生活中实行。

平衡膳食宝塔说明

平衡膳食宝塔共分 5 层，包含我们每天应吃的主要食物种类。宝塔各层位置和面积不同，这在一定程度上反映出各类食物在膳食中的地位和应占的比重。谷类食物位居底层，每人每天应吃 300~500 克；蔬菜和水果占据第 2 层，每天应吃 400~500 克和 100~200 克；鱼、禽、肉、蛋等动物性食物位于第 3 层，每天应吃 125~200 克 (鱼虾类 50 克，畜、禽肉 50~100 克，蛋类 25~50 克)；奶类和豆类食物合占第 4 层，每天应吃奶类及奶制品 100 克和豆类及豆制品 50 克。第 5 层塔尖是油脂类，每天不超过 25 克。

宝塔没有建议食糖的摄入量。因为我国居民现在平均吃食糖的量还不多，少吃些或适当多吃些可能对健康的影响不大。但多吃糖有增加龋齿的危险，尤其是儿童、青少年不应吃太多的糖和含糖食品。

● **平衡膳食宝塔的应用**

确定你自己的食物需要

宝塔建议的每人每日各类食物适宜摄入量范围适用于一般健康成人，应用时要根据个人年龄、性别、身高、体重、劳动强度、季节等情况适当调整。

平衡膳食宝塔建议的各种食物摄入量是一个平均值和比例。每日膳食中应当包含宝塔中的各类食物，各类食物的比例也应基本与膳食宝塔一致。日常生活无需每天都样样照着"宝塔"推荐量吃，重要的是一定要经常遵循宝塔各层各类食物的大体比例。

同类互换，调配丰富多彩的膳食

宝塔包含的每一类食物中都有许多的品种，虽然每种食物都与另一种不完全相同，但同一类中各种食物所含营养成分往往大体上近似，在膳食中可以互相替换。

应用平衡膳食宝塔应当把建议营养与美味结合起来，按照同类互换、多种多样的原则调配一日三餐。同类互换就是以粮换粮、以豆换豆、以肉换肉。例如大米可与面粉或杂粮互换，馒头可以和相应的面条、烙饼、面包等互换；大豆可与相当量的豆制品或杂豆类互换；牛奶可与羊奶、酸奶、奶粉和奶酪等互换。

多种多样就是选用品种、形态、颜色、口感多样的食物，变换烹调方法。

要合理分配三餐食量

我国多数地区居民习惯于一天吃三餐。三餐食物量的分配及间隔时间应与作息时间和劳动状况相匹配，一般早、晚餐各占30%，午餐占40%为宜，特殊情况可适当调整。

要因地制宜，充分利用当地资源

我国幅员辽阔，各地的饮食习惯及物产不尽相同，只有因地制宜充分利用当地资源才能有效地应用平衡膳食宝塔。例如牧区奶类资源丰富，可适当提高奶类摄取量；渔区可适当提高鱼及其他水产品摄取量。

要养成习惯，长期坚持

膳食对健康的影响是长期的结果。应用平衡膳食宝塔需要自幼养成习惯，并坚持不懈，才能充分体现其对健康的重大促进作用。

食物的搭配原则

食物的营养价值和药用功效会因为不同的搭配方式而有所不同，有些食物搭配食用可以收到良好的效果，平衡营养摄入，而有的搭配方式则会降低食疗效果，影响身体吸收和利用营养物质，甚至会发生不良反应，有害身体健康。因此掌握一些日常生活中比较常见的饮食搭配常识有助于避免因食物搭配不当带来的不良后果。

• 米面豆类的搭配

按照我国传统饮食习惯及其主食营养搭配要求，通常可采用以下几种搭配方式：

细杂搭配

在做米饭或面类主食时，配上一定数量的杂粮，使以米饭或面类为主的主食营养成分趋于全面合理。

粮薯搭配

在做米饭时搭配一定数量的薯类食物，既可弥补米饭中所缺乏的赖氨酸等氨基酸，又可增加食欲。

粮豆搭配

在做米饭时搭配一定数量的豆类，用豆类中所含的丰富赖氨酸来弥补米饭中该营养素的不足。

粮瓜搭配

在做米饭时搭配一定数量的瓜类食物，可补充主食中缺少的胡萝卜素。

粮果搭配

在做米饭时搭配一定数量的果类食物，不仅会增加主食中维生素、不饱和脂肪酸的含量，还会使主食别有风味。

● 荤素搭配

动物性食物与植物性食物所含的营养成分各有不同，营养作用也各有特点。如果少吃蔬菜水果，多吃动物性食物，势必造成机体对膳食纤维、维生素及某些矿物质元素需要量得不到生理满足，长期下去，就有可能患心脏病、癌症、脑血管病、糖尿病、动脉硬化以及肝硬变等各种"富贵病"。

因而，合理营养的平衡膳食，应当是动、植物性蔬菜进行比例恰当的合理搭配，来满足人体对各种营养素的生理需求。

相宜的搭配

白菜+辣椒：可以促进肠胃蠕动，帮助消化。

白菜+豆腐：适宜于大小便不利、咽喉肿痛、支气管炎等患者食用。

白菜+猪肉：适宜有营养不良、贫血、头晕、大便干燥等症状的人食用。

白菜+鲤鱼：适宜妊娠水肿的孕妇食用。

白菜+虾仁：可起到均衡营养的食疗作用。

菠菜+猪肝：是防治老年贫血的食疗良方。

菠菜+鸡血：既养肝又护肝，患有慢性肝病者尤为适宜。

葱+兔肉：能起到调解血脂的作用，对保护脑血管十分有益。

醋+姜：可促进食欲。

大米+绿豆：适宜于患者及老年人。

冬瓜+鸡肉：能起到良好的补益作用。

豆苗+虾仁：对体质阴寒怕冷、低血压、食欲不振、精力衰退等症状均有食疗效果。

豆苗+猪肉：能起到均衡营养的功效。

豆腐+鱼：可提高人体对钙的吸收率，可预防儿童佝偻病、老年人骨质疏松等多种骨病。

豆腐+虾仁：对患有高血压、高脂血症、动脉粥样硬化的肥胖者尤宜，更适合老年肥胖者食用。

豆腐皮＋芫荽梗：可以促进麻疹透发，亦可健胃、驱风寒。

豆奶＋菜花：具有美化肌肤的功效。

土豆＋猪排：不仅可提供身体所需的热量，更能提供充足的膳食纤维。

相忌的搭配

萝卜＋木耳：导致皮炎。

萝卜＋橘子：容易诱发甲状腺肿大。

蟹肉＋茄子：伤肠胃。

虾＋南瓜：导致痢疾。

番茄＋酒：会在胃中形成不易消化的物质，造成肠道梗阻。

胡萝卜＋酒：会产生肝毒素，对肝脏健康不利。

菠菜＋牛奶：能产生草酸钙沉淀。

核桃＋酒：易导致上火。

牛肉＋酒：易导致便秘、口角发炎、目赤、耳鸣等症状。

猪肉＋茶：会影响肠胃对脂肪的吸收，导致便秘。

鲫鱼＋蜂蜜：会引起重金属中毒。

菠菜＋大豆：会形成草酸钙沉淀，影响消化吸收。

豆腐＋葱：可产生草酸钙沉淀，不易被消化吸收。

猕猴桃＋牛奶：影响消化吸收，同时会导致腹胀、腹泻。

醋＋牛奶：导致腹痛、腹泻和消化不良。

果汁＋牛奶：易导致腹痛、腹泻、腹胀。

牛肉＋栗子：会降低营养物质。

鲫鱼＋冬瓜：会降低营养价值。

甲鱼＋芹菜：能使蛋白质变性，降低营养价值。

甲鱼＋桃：能使蛋白质变性，降低营养价值。

豆腐＋蜂蜜：会发生化学反应，降低营养价值。

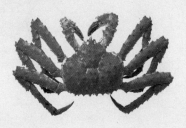

木耳＋茶：不利于机体对铁的吸收。

南瓜＋醋：会破坏南瓜中的营养物质。

蟹肉＋蜂蜜：使蛋白质变性，降低营养价值。

鸡蛋＋茶：使蛋白质变性，失去原有的营养价值。

鸡蛋＋豆浆：能抑制人体胰蛋白酶的活性，影响蛋白质的吸收利用。

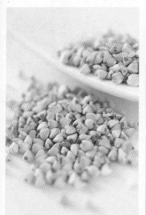

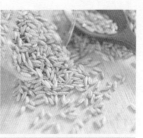

第 二 章
谷物豆类

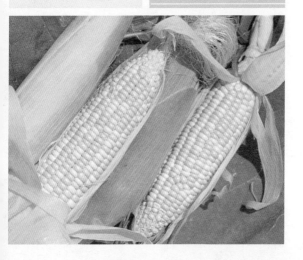

谷物豆类

大米

（营养指数中的数值均为每百克食物的含量）

维生素	B₁（毫克）	0.33	三大营养素	蛋白质（克）	7.7
	B₂（毫克）	0.08		脂肪（克）	0.6
	B₆（毫克）	0.2		碳水化合物（克）	76.8
	B₁₂（微克）	20	矿物质	钙（毫克）	11
	C（毫克）	8		铁（毫克）	1.1
	E（毫克）	1.01		磷（毫克）	121
	生物素（毫克）	220		钾（毫克）	97
	叶酸（微克）	3.8		钠（毫克）	2.4
	泛酸（毫克）	0.6		铜（毫克）	0.19
	烟酸（毫克）	1.5		镁（毫克）	34
热量（千卡）		343		锌（毫克）	1.45
膳食纤维(克)		0.6		硒（微克）	2.5

食材档案

大米是中国人的主食之一，由稻子的子实脱壳而成。大米中氨基酸的组成比较完全，蛋白质主要是米精蛋白，易于消化吸收。

食性物语 大米是 B 族维生素的主要来源，是预防脚气病、消除口腔炎症的重要食疗资源。米粥具有补脾、和胃、清肺功效。米汤能刺激胃液的分泌，有助于消化。用米汤冲奶粉能使奶粉中的酪蛋白形成疏松而又柔软的小凝块，易于消化吸收。

● 食而有道　糙米中的矿物质、B 族维生素、膳食纤维含量都较精米高。米粥更易于消化，但制作时不要放碱，以免破坏维生素 B_2。做米饭时要"蒸"不要"捞"，捞饭会损失大量维生素。

● 食事求适　老弱妇孺皆宜。病后脾胃虚弱或烦热口渴的病人更为适宜。产后奶水不足，可用米汤来辅助喂养婴儿。

● 适可而止　每餐 60 克。

健康食疗

肉末青菜粥 ▼

原材料

| 猪肉 500 克 | 大米 500 克 | 菠菜 500 克 | 油菜 500 克 | 白菜 500 克 |

制作过程

❶ 猪肉、菠菜、油菜、白菜洗净后切碎；大米淘净，泡半个小时备用。❷ 锅中注水，放入大米烧开，改小火，待粥熬至将成时，下入其余备好的原材料。❸ 将粥熬好，加盐、鸡精调味即可食用。

谷物豆类

小米

● **营养指数** （营养指数中的数值均为每百克食物的含量）

维生素	A（微克）	17	三大营养素	蛋白质（克）	9.2
	B₁（毫克）	0.67		脂肪（克）	3.2
	B₂（毫克）	0.12		碳水化合物(克)	73.3
	B₆（毫克）	0.18	矿物质	钙（毫克）	9
	B₁₂（微克）	73		铁（毫克）	5.6
	E（毫克）	3.63		磷（毫克）	240
	生物素(微克)	143		钾（毫克）	239
	胡萝卜素(毫克)	0.19		钠（毫克）	9
	叶酸（微克）	29		铜（毫克）	0.54
	泛酸（毫克）	1.7		镁（毫克）	107
	烟酸（毫克）	1.6		锌（毫克）	2.08
热量（千卡）		196		硒（微克）	4.74
膳食纤维(克)		10.5			

● **食材档案**

小米又称粟米，是谷子（也叫粟）的子实脱壳后的产物，由于不需精制，保存了许多维生素和矿物质。

● **食性物语**　　小米具有防治消化不良、反胃、呕吐的功效，还可有效地防止血管硬化。常食小米不易患失眠症。小米具有滋阴养血的功效，可使产妇虚寒体质得到调养，帮助她们恢复体力。中医认为小米有清热解渴、健胃除湿、和胃安眠等功效。

● 食而有道　宜与大豆或肉类食物混合食用。小米粥不宜太稀薄，与粳米同煮可提高其营养价值。小米的蛋白质营养价值并不比大米更好，因为小米中赖氨酸过低而亮氨酸又过高，所以妇女产后不能完全以小米为主食，应注意搭配，以免缺乏其他营养。

● 食事求适　老人、病人、产妇宜用的滋补品。

● 适可而止　每餐 50 克。

健康食疗

母鸡小米粥 ▼

原材料

小米
80 克

母鸡肉
150 克

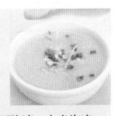

制作过程

❶ 母鸡肉洗净，切小块，用料酒腌渍；小米淘净，泡半小时。❷ 油锅烧热，爆香姜丝，放入腌好的鸡肉过油，捞出备用。锅中加适量清水烧开，下入小米，旺火煮沸，转中火熬煮。❸ 慢火将粥熬出香味，再下入母鸡肉煲 5 分钟，加盐调味，撒上葱花即可。

谷物豆类

糯米

（营养指数中的数值均为每百克食物的含量）

维生素	B₁（毫克）	0.19	三大营养素	蛋白质（克）	7.3
	B₂（毫克）	0.03		脂肪（克）	1.4
	B₆（毫克）	0.04		碳水化合物(克)	77.5
	B₁₂（微克）	23	矿物质	钙（毫克）	26
	E（毫克）	1.29		铁（毫克）	6.7
	生物素（微克）	120		磷（毫克）	155
	胡萝卜素(毫克)	0.19		钾（毫克）	231
	叶酸（微克）	7		钠（毫克）	1.5
	泛酸（毫克）	0.5		铜（毫克）	0.25
	烟酸（毫克）	2		镁（毫克）	49
热量（千卡）		345		锌（毫克）	1.54
膳食纤维（克）		0.8		硒（微克）	2.71

● 食材档案

糯米 又叫江米，中国家常食粮之一。因口感香糯黏滑，常用来制成风味小吃，深受大家喜爱。逢年过节，很多地方都有吃年糕的习俗，正月十五的汤圆也是用糯米粉制成的。

● 食性物语　温暖脾胃，对食欲不佳、腹胀腹泻有一定缓解作用。具有收涩作用，对尿频、盗汗有较好食疗效果。

● 食而有道　宜加热后食用，冷食不但口感不好，且不易消化。

● 食事求适　一般人都可食用。老人、儿童或病人慎食；糖尿病、肾脏病、高血脂或体重过重者少食。

● 适可而止　每餐约50克。

~~~~~~

健 康 食 疗

黄花鱼火腿粥 ▼

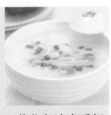

原材料

| 糯米 | 黄花鱼 | 火腿 |
| 80克 | 50克 | 20克 |

制作过程

❶ 糯米洗净，放入清水中浸泡；黄花鱼洗净后切小片，用料酒腌渍去腥；火腿洗净切片。

❷ 锅置火上，放入清水，下入糯米煮至七成熟。

❸ 再放入鱼肉、姜丝、火腿煮至米粒开花，加盐、味精、胡椒粉、香油调匀，撒葱花便可。

谷物豆类

黑米

（营养指数中的数值均为每百克食物的含量）

维生素	A（微克）	19	三大营养素	蛋白质（克）	8.9
	B₁（毫克）	0.41		脂肪（克）	2.2
	B₂（毫克）	0.33		碳水化合物（克）	70.8
	B₆（毫克）	0.54	矿物质	钙（毫克）	12
	B₁₂（微克）	104		铁（毫克）	1.6
	C（毫克）	32		磷（毫克）	179
	E（毫克）	0.6		钾（毫克）	256
	生物素（微克）	270		钠（毫克）	7.1
	胡萝卜素（毫克）	3.87		铜（毫克）	0.15
	叶酸（微克）	15		镁（毫克）	147
	泛酸（毫克）	0.2		锌（毫克）	3.8
	烟酸（毫克）	2.3		硒（微克）	3.2
热量（千卡）		339	膳食纤维（克）		2.8

食材档案

黑米和紫米都是稻中珍品，营养成分基本相同。锰、锌等矿物质含量较高，又含维生素 C、叶绿素、花青素、胡萝卜素及强心苷等特殊成分，比普通大米更具营养。

● **食性物语** 多食可开胃健脾、明目活血、滑涩补精。对少年白发、产后虚弱、病后体虚及贫血、肾虚者均有很好的补养作用。

● **食而有道** 宜熬粥煮烂食用。黑米煮前当浸泡一夜，以使不易消化的外皮迅速被煮烂。黑米粥煮烂后大多数营养成分才能溶出。

● **食事求适** 所有人都可以食用。消化功能较弱的儿童和老人不要吃未煮烂的黑米；病后消化能力弱的人不宜急于吃黑米，可用紫米调养。

● **适可而止** 每餐约 50 克。

健 康 食 疗

黑米瘦肉粥 ▼

原材料

| 黑米 80 克 | 瘦肉 适量 | 红椒 适量 | 芹菜 适量 |

制作过程

❶黑米泡发洗净，瘦肉洗净切丝，红椒洗净切圈，芹菜洗净切碎。❷锅置火上，倒入清水，放入黑米煮开。❸加入瘦肉、红椒同煮至浓稠状，再入芹菜稍煮，调入盐、味精、料酒、胡椒粉拌匀即可。

谷物豆类

燕麦 (麦片)

● **营养指数**　（营养指数中的数值均为每百克食物的含量）

维生素	A（微克）	420	三大营养素	蛋白质（克）	15
	B₁（毫克）	0.3		脂肪（克）	3.7
	B₂（毫克）	0.13		碳水化合物(克)	61.6
	B₆（毫克）	0.16	矿物质	钙（毫克）	186
	B₁₂（微克）	54.4		铁（毫克）	7
	C（毫克）	3.07		磷（毫克）	291
	E（毫克）	73		钾（毫克）	214
	叶酸（微克）	25		钠（毫克）	3.7
	泛酸（毫克）	1.1		铜（毫克）	0.45
	烟酸（毫克）	1.2		镁（毫克）	177
热量（千卡）		367		锌（毫克）	2.59
膳食纤维（克）		5.3		硒（微克）	1.31

● **食材档案**

燕麦是一种低糖、高蛋白质、高脂肪、高能量食品。各种营养成分量高质优，但口感不好，制成麦片后口感得到改善。

● **食性物语**　　补钙佳品，所含钙、磷、铁、锌等矿物质有预防骨质疏松、促进伤口愈合、防止贫血的功效。此外，对糖尿病也有很好的降糖功效，还能通便解秘。

● **食而有道**　若在饭中添加燕麦,应由少量慢慢添加。

● **食事求适**　一般人都可食用,中老年人更宜。对麸质过敏者慎食。

● **适可而止**　每餐约 40 克,多食会造成胃痉挛或胀气。

● **食林广记**　美国《时代》周刊评出的十大健康食品中,燕麦名列第五。

🥢 **健 康 食 疗**

牛腩苦瓜燕麦粥 ▼

原材料

| 牛腩 | 苦瓜 | 大米 | 燕麦片 |
| 80 克 | 30 克 | 100 克 | 30 克 |

制作过程

❶苦瓜洗净去瓤,切成薄片;燕麦片洗净;牛腩洗净切片,用料酒、生抽腌渍;大米淘净,泡半小时。❷ 大米入锅,加水,大火煮沸,下入牛腩、苦瓜、燕麦片、姜末,转中火熬煮至米粒软散。❸ 改小火,待粥熬至浓稠,加盐调味,撒入葱花即可。

谷物豆类

荞麦

● 营养指数　（营养指数中的数值均为每百克食物的含量）

维生素	A（微克）	13	三大营养素	蛋白质（克）	9.3
	B₁（毫克）	0.28		脂肪（克）	2.3
	B₂（毫克）	0.16		碳水化合物（克）	66.5
	B₆（毫克）	0.35	矿物质	钙（毫克）	47
	B₁₂（微克）	0.02		铁（毫克）	6.2
	E（毫克）	4.4		磷（毫克）	297
	生物素（微克）	0.2		钾（毫克）	401
	P（毫克）	0.33		钠（毫克）	4.7
	胡萝卜素（毫克）	0.02		铜（毫克）	0.56
	叶酸（微克）	44		镁（毫克）	258
	泛酸（毫克）	1.54		锌（毫克）	0.56
	烟酸（毫克）	2.2		硒（微克）	3.62
膳食纤维（克）		2	热量（千卡）		357

● 食材档案

荞麦又叫三角麦、乌麦、花荞。其蛋白质中含有丰富的赖氨酸成分，膳食纤维更是普通精制大米的10倍。

● 食性物语　所含芦丁可保护视力，降低血脂和胆固醇，软化血管，预防脑血管出血。所含烟酸能促进机体的新陈代谢，增强解毒能力，扩张小血管。所含镁利于血管扩张，抑制凝血块，能降低血清胆固醇。

● **食而有道** 荞麦面扒糕、面条，佐以麻酱或羊肉汤，风味独特。

● **食事求适** 老弱妇孺皆宜，糖尿病人更宜常吃。肿瘤病人，消化功能不佳、经常腹泻者忌食。

● **适可而止** 每餐约 60 克，多食易造成消化不良。

● **食林广记** 公元前 5 世纪的《神农书》中将荞麦列为八谷之一。唐朝时，荞麦食品传入日本后，吃法达百余种。

健康食疗

荞麦蒸饺 ▼

原材料

荞麦面	西葫芦	鸡蛋	虾仁
400 克	250 克	2 个	80 克

制作过程

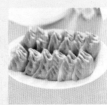

❶荞麦面加水和成面团，下剂擀成面皮。❷ 虾仁剁碎，炒碎鸡蛋末，西葫芦切丝用盐腌一下，加入盐、姜、葱和成馅料。❸ 再取面皮包入适量馅料成饺子形，入锅蒸 8 分钟至熟即可。

谷物豆类

玉米

营养指数
（营养指数中的数值均为每百克食物的含量）

维生素			三大营养素		
维生素	A（微克）	63	三大营养素	蛋白质（克）	4
维生素	B₁（毫克）	0.21	三大营养素	脂肪（克）	2.3
维生素	B₂（毫克）	0.06	三大营养素	碳水化合物（克）	40.2
维生素	B₆（毫克）	0.11	矿物质	钙（毫克）	1
维生素	B₁₂（微克）	15	矿物质	铁（毫克）	1.5
维生素	C（毫克）	10	矿物质	磷（毫克）	187
维生素	E（毫克）	1.7	矿物质	钾（毫克）	238
维生素	叶酸（微克）	12	矿物质	钠（毫克）	1.1
维生素	泛酸（毫克）	1.9	矿物质	铜（毫克）	0.25
维生素	烟酸（毫克）	1.6	矿物质	镁（毫克）	96
热量（千卡）		196	矿物质	锌（毫克）	0.9
膳食纤维（克）		10.5	矿物质	硒（微克）	1.63

食材档案

玉米又名包谷、棒子、玉蜀黍，有些地区以它作主食，是粗粮中的保健佳品。

食性物语
玉米中的膳食纤维含量很高，能刺激胃肠蠕动、加速粪便排泄，可防治便秘、肠炎、肠癌等。玉米胚尖中所含营养物质能增强人体新陈代谢、调整神经系统、降低血脂，常食长寿。玉米胚尖可使皮肤细嫩光滑，抑制、延缓皱纹产生。玉米须有利尿降压、止血止泻、助消化的作用。玉米油能降低血清胆固醇，预防高血压和冠心病。

● 食而有道　玉米的许多营养集中在玉米粒的胚尖中，应当全部吃进。玉米蛋白质中缺乏色氨酸易发生癞皮病，以玉米为主食的地区应多吃豆类食品。

● 食事求适　所有人都适宜。

● 适可而止　每餐约 100 克。

健 康 食 疗

玉米馄饨 ▼

原材料

玉米	猪肉末	葱	馄饨皮
250 克	150 克	20 克	100 克

制作过程

❶玉米剥粒洗净，葱洗净切花。将玉米粒、猪肉末、葱花放入碗中，调入盐、香油等调味料拌匀。❷将馅料放入馄饨皮中央。❸将馄饨皮两边对折，将馄饨皮边缘捏紧。将捏过的边缘前后折起。捏成鸡冠形状即可。❹锅中注水烧开，放入包好的馄饨。盖上锅盖煮 3 分钟即可。

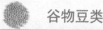 谷物豆类

薏米

- 营养指数 （营养指数中的数值均为每百克食物的含量）

维生素	A（微克）	416	三大营养素	蛋白质（克）	12.8
	B₁（毫克）	0.33		脂肪（克）	3.3
	B₂（毫克）	0.5		碳水化合物（克）	69.1
	B₆（毫克）	0.07	矿物质	钙（毫克）	42
	B₁₂（微克）	150		铁（毫克）	3.6
	E（毫克）	2.08		磷（毫克）	217
	叶酸（微克）	16		钾（毫克）	238
	泛酸（毫克）	0.16		钠（毫克）	3.6
	烟酸（毫克）	2		铜（毫克）	0.29
				镁（毫克）	88
热量（千卡）		144		锌（毫克）	1.68
膳食纤维（克）		0.4		硒（微克）	3.07

- 食材档案

薏米 又名薏苡仁、苡仁、六谷米等。营养价值高，易于消化吸收，被誉为"世界禾本科植物之王"，日本将其列入防癌食品。

- 食性物语 促进新陈代谢，减少胃肠负担，常食对慢性肠炎、消化不良等症有疗效。清热利尿，增强肾功能，对浮肿病人有疗效。其抗癌有效成分为"薏

苡仁脂""薏苡仁内脂"等，可用于胃癌、子宫颈癌的辅助治疗。常食可保持皮肤光洁细腻，消除粉刺、色斑，改善肤色。富含维生素 B_1，可防治"脚气病"。

● **食而有道**　用于清热利尿须以生薏米煮汤服食；用于健脾益胃、治脾虚泄泻则须炒熟食用。

● **食事求适**　适合一般人食用。便秘、尿多者及孕早期妇女忌食。

● **适可而止**　每餐 50~100 克。

健康食疗

皮蛋瘦肉薏米粥 ▼

原材料

皮蛋	瘦肉	薏米	大米
1个	30克	50克	80克

制作过程

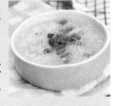

❶大米、薏米洗净，放入清水中浸泡；皮蛋去壳，洗净切丁；瘦肉洗净切小块。❷锅置火上，注入清水，放入大米、薏米煮至略带黏稠状。❸再放入皮蛋、瘦肉、少量枸杞煮至粥将成，加盐、味精、麻油、胡椒粉调匀，撒上葱花即可。

黄豆

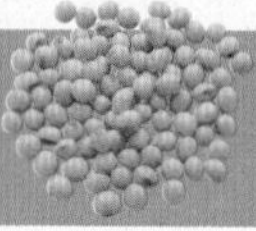

营养指数

（营养指数中的数值均为每百克食物的含量）

维生素	A（微克）	28	三大营养素	蛋白质(克)	35.6
	B_1（毫克）	0.41		脂肪（克）	19
	B_2（毫克）	0.11		碳水化合物(克)	19.5
	B_6（毫克）	0.59	矿物质	钙（毫克）	169
	E（毫克）	18.9		铁（毫克）	8.3
	K（微克）	34		磷（毫克）	400
	胡萝卜素(毫克)	0.17		钾（毫克）	1800
	叶酸（微克）	260		钠（毫克）	0.5
	泛酸（毫克）	1.64		铜（毫克）	1.35
	烟酸（毫克）	2.1		镁（毫克）	199
热量（千卡）		144		锌（毫克）	3.04
膳食纤维（克）		0.4		硒（微克）	6.16

食材档案

黄豆青豆、黑豆，统称大豆。豆豉、豆汁、黄酱等大豆发酵制品，含多种有机酸、醇、酯、氨基酸，更易消化吸收。

食性物语 大豆富含皂角苷、蛋白酶抑制剂、异黄酮、钼、硒等成分，对几乎所有癌症有抑制作用。黄豆能降低血脂和胆固醇，保持血管弹性，防止脂肪肝的形成。

● 食而有道　大豆不宜生食，夹生黄豆也不宜食用。

● 食事求适　是更年期妇女，糖尿病、心血管病患者，减肥者的理想食品。严重肝病、肾病、痛风、动脉硬化患者禁食；消化功能不良者尽量少食。

● 适可而止　每天约 40 克。

● 食林广记　有研究表明，婴幼儿不宜喝豆奶，因其成年后引发甲状腺和生殖系统疾病的风险系数较大。

健 康 食 疗 🍲

叶儿粑 ▼

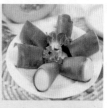

▼ 原材料
┌ 糯米粉　　┌ 豆沙馅　　┌ 粽叶
└ 50 克　　　└ 30 克　　　└ 适量

制作过程

❶糯米粉加水揉成团；粽叶洗净。❷取适量面团在手里捏成碗状，放进适量豆沙馅，将周边往里收拢，用双手搓成长条圆球状后放在粽叶上包住。❸上沸水蒸锅中用中火蒸 6 分钟，至熟起锅装盘即可食用。

谷物豆类

红豆

● 营养指数 （营养指数中的数值均为每百克食物的含量）

维生素	A（微克）	30	三大营养素	蛋白质（克）	20.1
	B₁（毫克）	0.45		脂肪（克）	0.5
	B₂（毫克）	0.09		碳水化合物（克）	57
	B₆（毫克）	0.39	矿物质	钙（毫克）	91
	E（毫克）	0.6		铁（毫克）	6.7
	K（微克）	8		磷（毫克）	340
	胡萝卜素（毫克）	0.79		钾（毫克）	1500
	叶酸（微克）	130		钠（毫克）	1.7
	泛酸（毫克）	2.2		铜（毫克）	0.64
	烟酸（毫克）	1		镁（毫克）	138
热量（千卡）		313		锌（毫克）	2.27
膳食纤维（克）		7.1		硒（微克）	3.8

● 食材档案

红豆又名红小豆、赤小豆，因富含淀粉又称"饭豆"，是人们生活中不可缺少的高蛋白、低脂肪、高营养、多功能的杂粮。

● 食性物语　　赤豆有良好的利尿作用，能解酒、解毒，对心脏病和肾病、水肿有一定疗效。常食能润肠通便、降血压、降血脂、调节血糖、解毒抗癌、预防结石、健美减肥。中医认为它有律津液、利小便、消胀、除肿、止吐的功效。

● 食而有道 赤豆宜与其他谷类食物混合食用，如豆沙包等。

● 食事求适 一般人都可以食用，水肿患者、哺乳期妇女尤为适合。尿频的人应少吃。

● 适可而止 每次约 30 克。

健康食疗

豆沙松仁果 ▼

原材料

| 红豆 | 松仁 |
| 200 克 | 60 克 |

制作过程

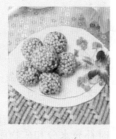

❶红豆加水入锅煮软，用纱网过滤后压碎，再放入锅中，加少许水、白糖、色拉油一起煮，并不断搅拌，冷却后即成红豆沙。❷将豆沙揉成圆团，在表面粘上松仁，放入油锅炸至金黄即可。

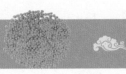

谷物豆类

绿豆

维生素	A（微克）	75	三大营养素	蛋白质（克）	20.6
	B₁（毫克）	0.25		脂肪（克）	1
	B₂（毫克）	0.11		碳水化合物(克)	58.6
	B₆（毫克）	0.41	矿物质	钙（毫克）	162
	E（毫克）	10.95		铁（毫克）	22.8
	C（毫克）	1		磷（毫克）	336
	胡萝卜素(毫克)	0.45		钾（毫克）	1900
	叶酸（微克）	130		钠（毫克）	1.9
	泛酸（毫克）	1.26		铜（毫克）	1.08
	烟酸（毫克）	2		镁（毫克）	125
热量（千卡）		326		锌（毫克）	2.48
膳食纤维（克）		5.2		硒（微克）	4.2

（营养指数表中的维生素栏：A（微克）B_1（毫克）B_2（毫克）B_6（毫克）E（毫克）C（毫克）等）

食材档案

绿豆又叫青小豆。蛋白质含量几乎是大米的3倍，多种维生素，钙、磷、铁等矿物质也比粳米多，有"济世之良谷"之说。

食性物语

绿豆汤能清暑益气、止渴利尿，能及时补充水分和矿物质，是夏天或高温环境工作者的首选饮品。绿豆能解毒，有机磷农药、铅、酒精中毒（醉酒）或吃错药时，可先灌一碗绿豆汤进行紧急处理。

● 食而有道　不宜煮得过烂，以免降低清热解毒功效。未煮熟的绿豆腥味强烈，食后易恶心、呕吐。忌与鲤鱼、榧子同食。

● 食事求适　老少皆宜，四季均可。经常在有毒环境中工作或接触有毒物质的人应常食。脾胃虚弱的人不宜多吃；服药特别是服温补药时不要吃绿豆食品。

● 适可而止　每次约40克。

〰〰〰〰〰〰〰〰〰〰〰〰〰〰〰〰〰〰〰〰〰〰〰

健 康 食 疗 🥢

银耳绿豆冰粥 ▼

原材料

| 银耳 | 绿豆 | 百合 |
| 200克 | 300克 | 10克 |

制作过程

❶银耳洗净，撕成小块；绿豆、百合分别洗净沥干。❷炖盅倒入水，加入银耳、绿豆和百合，大火煮沸后转小火炖煮至熟烂。❸加入冰糖拌匀调味，冰镇后即可食用。

谷物豆类

蚕豆

维生素	A（微克）	85	三大营养素	蛋白质（克）	25.8
	B₁（毫克）	0.37		脂肪（克）	1.5
	B₂（毫克）	0.12		碳水化合物(克)	57
	K（微克）	13	矿物质	钙（毫克）	49
	E（毫克）	1.2		铁（毫克）	4.4
	C（毫克）	16		磷（毫克）	339
	胡萝卜素(毫克)	0.51		钾（毫克）	992
	叶酸（微克）	260		钠（毫克）	2
	泛酸（毫克）	0.48		铜（毫克）	0.64
	烟酸（毫克）	1.5		镁（毫克）	113
热量（千卡）		345		锌（毫克）	2.84
膳食纤维（克）		1.2		硒（微克）	2.02

● 食材档案

蚕豆也叫胡豆、夏豆、罗汉豆。内含大量蛋白质，且氨基酸种类较为齐全，赖氨酸含量尤其丰富。

● 食性物语　　蚕豆中的磷脂是人类大脑和神经组织的重要组成成分，同时还富含胆碱，十分益于增强记忆力。蚕豆中的蛋白质可以延缓动脉硬化，皮中的粗纤维能降低胆固醇、促进肠蠕动。现代人还认为蚕豆对预防肠癌有作用。传统医学则认为它能益气健脾，利湿消肿。

●食而有道　蚕豆不可生吃，应将生蚕豆浸泡多次或焯水后再烹制。

●食事求适　一般人都可食用。蚕豆过敏者禁食。不宜多食，以防胀肚伤脾胃。

●适可而止　每次约30克。

健康食疗

雪里蕻炒蚕豆 ▼

原材料

| 雪里蕻 250 克 | 鲜蚕豆 250 克 | 泡椒段 50 克 | 干辣椒 20 克 |

制作过程

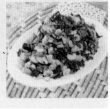

❶雪里蕻洗净切碎；鲜蚕豆洗净，焯水后，沥干。❷油锅烧热，加干辣椒爆香，然后放进雪里蕻、蚕豆、泡椒一起炒，炒至熟，加盐、香油调味，装盘即可。

谷物豆类

豌豆

（营养指数中的数值均为每百克食物的含量）

维生素	A（微克）	8	三大营养素	蛋白质（克）	8.5
	B₁（毫克）	0.43		脂肪（克）	0.4
	B₂（毫克）	0.09		碳水化合物（克）	17.7
	B₆（毫克）	0.09	矿物质	钙（毫克）	20
	E（毫克）	1.21		铁（毫克）	1.7
	K（微克）	33		磷（毫克）	130
	胡萝卜素（毫克）	0.05		钾（毫克）	160
	叶酸（微克）	53		钠（毫克）	1.1
	泛酸（毫克）	0.7		铜（毫克）	0.22
	烟酸（毫克）	2.3		镁（毫克）	43
热量（千卡）		345		锌（毫克）	1.01
膳食纤维（克）		1.2		硒（微克）	1.74

食材档案

豌豆 又名雪豆。可炒食，可磨成面粉食用。荷兰豆即豌豆的嫩荚。豆苗为豌豆萌发出 2~4 个子叶时的幼苗，宜做汤。三者营养价值相当。

食性物语 豌豆所含蛋白质丰富且质量较好，常食对生长发育大有益处。含止杈酸、赤霉素和植物凝素等物质，具抗菌消炎、增强新陈代谢的功能。豌豆荚和豆苗的嫩叶中富含维生素 C 和能分解体内亚硝胺的酶，能抗癌防癌。荷兰豆和豆苗含有较丰富的膳食纤维，可防止便秘。

● **食而有道**　适合与富含氨基酸的食物一起烹调，可明显提高其营养价值。

● **食事求适**　均可食用，百病无忌。食用过多豌豆会腹胀。

● **适可而止**　每次约 50 克。

健康食疗 🥢

豌豆牛肉粒 ▼

原材料

| 牛肉 250 克 | 青豆 250 克 | 红辣椒 10 克 | 淀粉 20 克 |

制作过程

❶牛肉洗净，切丁，加入少许料酒、淀粉上浆。❷青豆洗净，入锅中煮熟后，捞出沥水；姜去皮洗净切片。❸油烧热，下辣椒粒、姜片爆热，入青豆、牛肉翻炒，再调入盐，勾芡，装盘即可。

谷物豆类

菜豆

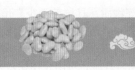

● 食材档案

菜豆通称芸豆，又叫豆角、架豆、扁豆等。餐桌常见蔬菜之一。

● 食性物语

富含蛋白质和多种氨基酸，常食可健脾胃，增进食欲。夏天多吃一些菜豆有消暑、清口的作用。中医认为菜豆有调和脏腑、安养精神、益气健脾、消暑化湿和利水消肿的功效。菜豆还含有皂苷、尿毒酶和多种球蛋白等独特成分，能提高人体的免疫能力，增强抗病能力，有抑制肿瘤细胞的作用。

● 食而有道

烹调前应将豆筋摘除，否则既影响口感，又不易消化。烹煮时间宜长不宜短，要保证菜豆熟透，否则会发生中毒。不宜生食或食半生不熟的菜豆。

● 食事求适

一般人都可食用，妇女多白带者、皮肤瘙痒者、急性肠炎患者更适合食用。有消化功能不良、慢性消化道疾病者应少吃。

● 适可而止

每次 50~70 克。

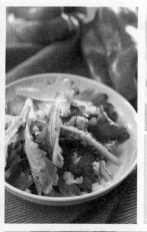

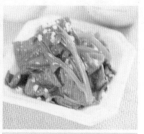

第 三 章

蔬菜

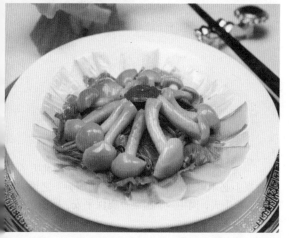

蔬菜

大白菜

• 营养指数

（营养指数中的数值均为每百克食物的含量）

维生素	A（微克）	13	三大营养素	蛋白质（克）	0.8
	B₁（毫克）	0.03		脂肪（克）	0.1
	B₂（毫克）	0.04		碳水化合物(克)	1.5
	B₆（毫克）	0.09	矿物质	钙（毫克）	43
	C（毫克）	9		铁（毫克）	0.7
	E（毫克）	0.36		磷（毫克）	33
	K（微克）	59		钾（毫克）	90
	胡萝卜素(毫克)	0.02		钠（毫克）	48.4
	叶酸（微克）	61		铜（毫克）	0.04
	泛酸（毫克）	0.6		镁（毫克）	9
	烟酸（毫克）	0.3		锌（毫克）	0.87
热量（千卡）		343		硒（微克）	0.39
膳食纤维（克）		0.6			

• 食材档案

大白菜有"菜中之王"的美名，在我国北方的冬季餐桌上必不可少，有"冬日白菜美如笋"之说。民间说：鱼生火，肉生痰，白菜豆腐保平安，即所谓"百菜不如白菜"。

食物营养与健康随身查

- **食性物语**　大白菜中有一种化合物，能够帮助分解同乳腺癌相联系的雌激素。美国纽约激素研究所的科学家发现，由于中国和日本妇女常吃大白菜，乳腺癌发病率比西方妇女低得多。大白菜富含维生素，多吃可护肤养颜，促进人体排毒和对动物蛋白质的吸收。

- **食而有道**　大白菜顺丝切易熟。不宜用煮焯、浸烫、挤汁等方法烹调。腐烂的大白菜含有亚硝酸盐等毒素，食后可使人体严重缺氧，甚至有生命危险。

- **食事求适**　所有人均可食用。

- **适可而止**　每次约 100 克。

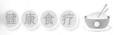

健康食疗

大白菜炒双菇 ▼

┌**原材料**

| 大白菜 | 香菇 | 平菇 | 胡萝卜 |
| 100克 | 100克 | 100克 | 100克 |

┌**制作过程**

❶大白菜洗净切段；香菇、平菇均洗净切块；胡萝卜洗净切片。❷锅上火，倒油烧热，放入大白菜、胡萝卜翻炒。❸放入香菇、平菇，调入盐炒熟即可。

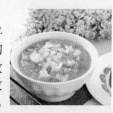

蔬菜

小白菜

维生素	A（微克）	280	三大营养素	蛋白质（克）	1.5
	B₁（毫克）	0.02		脂肪（克）	0.3
	B₂（毫克）	0.09		碳水化合物（克）	1.6
	B₆（毫克）	0.12	矿物质	钙（毫克）	90
	C（毫克）	28		铁（毫克）	1.9
	E（毫克）	0.7		磷（毫克）	36
	K（微克）	110		钾（毫克）	178
	胡萝卜素（毫克）	1.68		钠（毫克）	73.5
	叶酸（微克）	110		铜（毫克）	0.08
	泛酸（毫克）	0.32		镁（毫克）	18
	烟酸（毫克）	0.7		锌（毫克）	0.51
热量（千卡）		15		硒（微克）	1.17
膳食纤维（克）		1.1			

• **食材档案**

小白菜 又叫青菜、油白菜。是蔬菜中含矿物质和维生素最丰富的菜。与大白菜相比，小白菜的钙含量是其2倍，维生素C含量为3倍，胡萝卜素含量高达74倍。

● **食性物语** 小白菜所含的矿物质能够促进骨骼发育，加速人体新陈代谢，增强机体造血功能。它还能缓解精神紧张，有助于保持心态平静。小白菜还有助于荨麻疹的消退。

● **食而有道** 不宜生食。炒、熬时间不宜过长。

● **食事求适** 一般人都可食用。脾胃虚寒、大便稀薄者少食。

● **适可而止** 每餐约 70 克。

健 康 食 疗

滑子菇小白菜 ▼

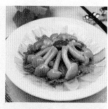

原材料

| 滑子菇 | 小白菜 |
| 200 克 | 200 克 |

制作过程

❶滑子菇洗净，用温水焯过后晾干备用；小白菜洗净，切片。❷锅置于火上，注油烧热后，放入滑子菇翻炒，锅内加入盐、生抽炒入味后，再放入小白菜稍翻炒后，加入味精调味，起锅摆盘即可。

49

蔬菜

芹菜

（营养指数中的数值均为每百克食物的含量）

维生素	A（微克）	8	三大营养素	蛋白质（克）	0.6
	B₁（毫克）	0.03		碳水化合物（克）	0.9
	B₂（毫克）	0.04			
	B₆（毫克）	0.08	矿物质	钙（毫克）	152
	C（毫克）	6		铁（毫克）	8.5
	E（毫克）	0.2		磷（毫克）	18
	K（微克）	10		钾（毫克）	163
	胡萝卜素(毫克)	0.05		钠（毫克）	516.9
	叶酸（微克）	29		铜（毫克）	0.09
	泛酸（毫克）	0.26		镁（毫克）	18
	烟酸（毫克）	0.3		锌（毫克）	0.1
热量（千卡）		15		硒（微克）	0.57
膳食纤维（克）		1.1			

● 食材档案

芹菜是常用蔬菜之一。既可热炒，又能凉拌，是一种具有很好药用价值的植物。

● 食性物语　　芹菜含铁量较高，是缺铁性贫血患者的佳蔬。同时，芹菜也是治疗高血压及其并发症的

食物营养与健康随身查

首选食品，对于血管硬化、神经衰弱患者亦有辅助治疗作用。芹菜汁可降血糖。

● **食而有道**　芹菜叶中所含的胡萝卜素和维生素 C 比茎多，因此吃时不要把能吃的嫩叶扔掉。

● **食事求适**　适合所有人食用。血压偏低者慎用。

● **适可而止**　每餐约 50 克。

● **食林广记**　芹菜能促进人的性兴奋，西方称之为"夫妻菜"，曾被古希腊的僧侣禁食。泰国研究发现常吃芹菜能减少男性精子的数量，对避孕有所帮助。

健康食疗

芹菜炒金针菇 ▼

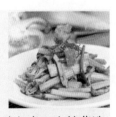

┌ **原材料**

| 芹菜 | 香干 | 金针菇 |
| 200克 | 100克 | 100克 |

制作过程

❶芹菜择洗干净切段；香干洗净切条；金针菇洗净入沸水中略焯。❷锅加油烧热，放入葱末、姜末爆香，放芹菜段、香干条、金针菇炒熟，加盐、生抽调味，用水淀粉勾薄芡即可出锅。

蔬菜

生菜（油麦菜）

● **营养指数**　（营养指数中的数值均为每百克食物的含量）

维生素	A（微克）	133	三大营养素	蛋白质（克）	1.3
	B₁（毫克）	0.03		脂肪（克）	0.3
	B₂（毫克）	0.06		碳水化合物（克）	1.4
	B₆（毫克）	0.05	矿物质	钙（毫克）	36
	C（毫克）	4		铁（毫克）	1.3
	E（毫克）	1.02		磷（毫克）	24
	K（微克）	29		钾（毫克）	250
	胡萝卜素（毫克）	0.8		钠（毫克）	147
	叶酸（微克）	73		铜（毫克）	0.08
	泛酸（毫克）	0.2		镁（毫克）	29
	烟酸（毫克）	0.4		锌（毫克）	0.2
热量（千卡）		12		硒（微克）	1.15
膳食纤维（克）		0.7			

● **食材档案**

生菜是莴苣的一个变种，因适宜生食而得名，质地脆嫩，口感鲜嫩清香。市场上一般有两种：球形的包心生菜和叶片褶皱的奶油生菜（花叶生菜）。

　　油麦菜也是莴苣的一个变种，又名牛俐生菜，

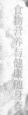

食物营养与健康随身查

叶片较长，营养价值略高于生菜。

● **食性物语** 生菜所含膳食纤维较白菜多，可消除多余脂肪，故又叫减肥生菜。茎叶中所含的莴苣素有镇痛催眠、降低胆固醇、治疗神经衰弱等功效。性味甘凉，清热爽神，有清肝、利胆、养胃的功效。

● **食而有道** 因可能有农药残留，生吃前一定要洗净。储藏时应远离苹果、梨和香蕉，以免诱发赤褐斑点。

● **食事求适** 老少皆宜。生菜性寒凉，尿频、胃寒者少食。

● **适可而止** 每餐约 80 克。

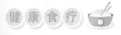

健康食疗

香炒排骨 ▼

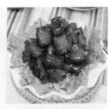

┌ **原材料**
┌ 排骨   生菜
└ 800克   80克

制作过程

❶生菜洗净，装盘里；排骨洗净，剁块，余水后，捞出。❷锅内倒油，待油还冷时放糖，将糖炒化，倒入排骨炒匀，放姜片、花椒、八角翻炒出香味后放清水、盐、葱结烧开，炖好，除去葱和香料，勾芡装盘。

蔬菜

菠菜

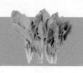

营养指数

（营养指数中的数值均为每百克食物的含量）

维生素	A（微克）	487	三大营养素	蛋白质（克）	2.4
	B₁（毫克）	0.04		脂肪（克）	0.3
	B₂（毫克）	0.11		碳水化合物（克）	2.5
	B₆（毫克）	0.3	矿物质	钙（毫克）	158
	C（毫克）	15		铁（毫克）	1.7
	E（毫克）	1.74		磷（毫克）	44
	K（微克）	210		钾（毫克）	140
	生物素（微克）	270		钠（毫克）	117.8
	胡萝卜素（毫克）	13.32		铜（毫克）	0.1
	叶酸（微克）	110		镁（毫克）	58
	泛酸（毫克）	0.2		锌（毫克）	0.52
	烟酸（毫克）	0.6		硒（微克）	0.97
热量（千卡）		22	膳食纤维（克）		1.4

食材档案

菠菜 又叫波斯菜、赤根菜。不仅富含 β－胡萝卜素和铁，也是维生素 B₆、叶酸、铁和钾的极佳来源，还富含酶。

食性物语

养颜佳，对缺铁性贫血有改善作用，

能令人面色红润。所含类胰岛素样物质能保持血糖稳定。含量丰富的维生素能防止口角炎、夜盲等维生素缺乏症。大量的抗氧化剂有助于防止大脑老化，防治老年痴呆症。可保护视力，降低视网膜退化的危险。利于清理人体肠胃热毒，能养血、止血、敛阴、润燥，可防治便秘。

● **食而有道**　食前宜先用沸水烫软，捞出再炒。尽可能与海带、蔬菜、水果等碱性食品同食，可促使草酸钙溶解排出，防止结石。

● **食事求适**　电脑工作者、糖尿病人应常食。婴幼儿和缺钙、软骨病、肺结核、肾结石、腹泻病患者忌食。

● **适可而止**　每餐 80~100 克。

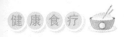

健康食疗

双仁菠菜猪肝汤 ▼

◤**原材料**

| 猪肝 200克 | 菠菜 2株 | 酸枣仁、柏子仁 各10克 |

制作过程

❶将酸枣仁、柏子仁装在棉布袋内，扎紧。❷猪肝洗净切片；菠菜洗净切成段。❸将布袋入锅加4碗水熬高汤，熬至约剩3碗水。❹猪肝和菠菜加入高汤中，待水一开即熄火，加盐调味即成。

蔬菜

油菜

营养指数

（营养指数中的数值均为每百克食物的含量）

维生素	A（微克）	103	三大营养素	蛋白质（克）	1.3
	B₁（毫克）	0.03		脂肪（克）	0.3
	B₂（毫克）	0.07		碳水化合物(克)	1.2
	B₆（毫克）	0.08	矿物质	钙（毫克）	148
	C（毫克）	36		铁（毫克）	1.1
	E（毫克）	0.88		磷（毫克）	58
	K（微克）	33		钾（毫克）	110
	胡萝卜素(毫克)	0.02		钠（毫克）	89
	叶酸（微克）	66		铜（毫克）	0.06
	泛酸（毫克）	0.17		镁（毫克）	22
	烟酸（毫克）	0.3		锌（毫克）	0.4
热量（千卡）		12		硒（微克）	0.79
膳食纤维（克）		0.2			

食材档案

油菜颜色深绿，营养素含量及食疗价值可称得上诸种蔬菜中的佼佼者，所含维生素 C 比大白菜高得多。

食性物语

富含钙、铁、胡萝卜素和维生素 C，

对抵御皮肤过度角质化大有裨益，爱美人士不妨多摄入一些油菜。可促进血液循环，散血消肿。孕妇产后瘀血腹痛、丹毒、肿痛脓疮者可用以进行辅助治疗。含有能促进眼睛视紫质合成的物质，能明目。

● 食而有道　食用时要现做现切，并用旺火爆炒。吃剩的熟油菜过夜后不要再吃，以免造成亚硝酸盐沉积，易引发癌症。

● 食事求适　一般人都适合食用。孕早期妇女、小儿麻疹后期和疥疮、狐臭患者忌食。

● 适可而止　每餐约 150 克。

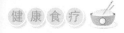

香菇蚝油菜心 ▼

原材料

香菇	菜心
200克	150克

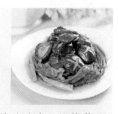

制作过程

❶香菇洗净，去蒂；菜心择去黄叶洗净。❷将菜心入沸水中氽烫至熟。❸锅置火上，加入蚝油，下入菜心、香菇和盐、味精等调味料，一起炒入味即可。

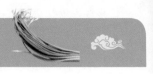

蔬菜

蒜薹（青蒜）

● 营养指数

（营养指数中的数值均为每百克食物的含量）

维生素	A（微克）	47	三大营养素	蛋白质（克）	2.1
	B₁（毫克）	0.11		脂肪（克）	0.4
	B₂（毫克）	0.08		碳水化合物（克）	6.2
	B₆（毫克）	0	矿物质	钙（毫克）	29
	C（毫克）	35		铁（毫克）	1.4
	E（毫克）	0.81		磷（毫克）	44
	胡萝卜素（毫克）	0.28		钾（毫克）	226
	烟酸（毫克）	0.5		钠（毫克）	5.1
				铜（毫克）	0.05
				镁（毫克）	18
热量（千卡）		12		锌（毫克）	0.46
膳食纤维（克）		0.7		硒（微克）	1.24

● 食材档案

蒜薹又叫蒜毫、蒜苗，是大蒜的花茎。辛辣味比大蒜轻，所具蒜香能增加菜肴香味，更易被人们接受。青蒜，也称蒜苗，是大蒜幼苗发育到一定时期的青苗。有蒜的香辣味道，但无蒜的刺激性。

● 食性物语　蒜薹含有辣素，杀菌能力可以达到青霉素的 1/10，可驱虫、预防流感、防止伤口感染。蒜薹具有明显的降血脂及预防冠心病和动脉硬化的作用，能保护肝脏，预防癌症。

● 食而有道　不宜烹制得过烂，以免辣素被破坏。

● 食事求适　一般人都能食用。消化功能不佳的人宜少吃。过量会影响视力，有肝病的人过量食用可造成肝功能障碍。

● 适可而止　每餐约 60 克。

健 康 食 疗

蒜薹熏干腊肉 ▼

原材料

腊肉 200 克　蒜薹 100 克　熏干 100 克

制作过程

❶将腊肉洗净，切片；蒜薹洗净，切段；熏干洗净，切片。❷热锅下油，下入腊肉片翻炒至六成熟，再下入熏干片、蒜薹段同炒至熟，调入盐、鸡精、生抽翻炒均匀即可。

59

第三章 蔬菜

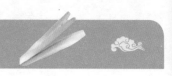

蔬菜

茭白

（营养指数中的数值均为每百克食物的含量）

维生素	A（微克）	5	三大营养素	蛋白质（克）	1.2
	B₁（毫克）	0.04		脂肪（克）	0.1
	B₂（毫克）	0.05		碳水化合物（克）	1.5
	B₆（毫克）	0.08	矿物质	钙（毫克）	28
	C（毫克）	2		铁（毫克）	0.5
	E（毫克）	0.99		磷（毫克）	38
	K（微克）	2		钾（毫克）	209
	胡萝卜素(毫克)	0.03		钠（毫克）	7.2
	叶酸（微克）	43		铜（毫克）	0.06
	泛酸（毫克）	0.25		镁（毫克）	8
	烟酸（毫克）	0.6		锌（毫克）	0.18
热量（千卡）		12		硒（微克）	0.45
膳食纤维（克）		0.2			

食材档案

茭白 又名茭笋、茭瓜。我国特产蔬菜，与莼菜、鲈鱼并称为"江南三大名菜"。质地鲜嫩，荤炒味道更鲜。

60

食物营养与健康随身查

- **食性物语** 茭白有祛热、止渴、利尿的功效，夏季食用尤宜。能退黄疸、通乳汁，对于黄疸型肝炎和产后乳少有辅助疗效。可解酒醉。

- **食而有道** 春夏季茭白质量最佳。忌与蜂蜜同食。

- **食事求适** 一般人均可食用。因含草酸较多，钙质不易被人体吸收，患肾脏疾病、尿路结石者不宜多食。

- **适可而止** 每次1根（约50克）。

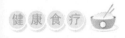

健 康 食 疗

茭白肉片 ▼

原材料

| 茭白 300克 | 瘦肉 150克 | 红辣椒 1个 | 生姜 适量 |

制作过程

❶茭白洗净，切成薄片；瘦肉洗净切片；红辣椒、生姜均洗净切片。❷肉片用淀粉、生抽腌渍。锅中油烧热，将肉片炒至变色后加入茭白、红辣椒片、姜片炒5分钟，调入盐、生抽即可。

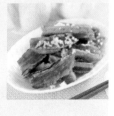

蔬菜

木耳菜

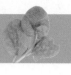

● 营养指数　（营养指数中的数值均为每百克食物的含量）

维生素	A（微克）	337	三大营养素	蛋白质（克）	1.6
	B₁（毫克）	0.06		脂肪（克）	0.3
	B₂（毫克）	0.06		碳水化合物(克)	2.8
	C（毫克）	34	矿物质	钙（毫克）	166
	E（毫克）	1.66		铁（毫克）	3.2
	胡萝卜素(毫克)	2.02		磷（毫克）	42
	烟酸(毫克)	0.6		钾（毫克）	140
				钠（毫克）	47.2
				铜（毫克）	0.07
				镁（毫克）	62
热量（千卡）		12		锌（毫克）	0.32
膳食纤维（克）		0.7		硒（微克）	2.6

● 食材档案

木耳菜 又名落葵、西洋菜、豆腐菜。因叶子近圆形、肥厚黏滑有如木耳，俗称木耳菜。其嫩叶烹调后清香鲜美，口感嫩滑。

● 食性物语　木耳菜很多营养素的含量很高，有清热、解毒、滑肠、凉血的功效，可治疗痢疾、疖肿、皮肤炎症等病。热量低、脂肪少，常食可降血压、益肝、利尿、防止便秘。钙含量很高，是菠菜的 2~3 倍，且草酸含量极低，是补钙的优选经济菜。

● **食而有道** 木耳菜适宜素炒，要用旺火快炒，时间过长易出黏液。

● **食事求适** 所有人均适合食用。

● **适可而止** 每次 50~70 克。

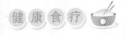
健康食疗

蒜蓉木耳菜 ▼

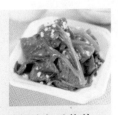

原材料

| 木耳菜 | 蒜 |
| 300克 | 20克 |

制作过程

❶木耳菜洗净；蒜去皮剁成蓉。❷锅中加油烧热，下入蒜蓉爆香，再加入木耳菜翻炒至熟，调入盐、味精即可。

蔬菜

绿豆芽

● 营养指数　　（营养指数中的数值均为每百克食物的含量）

维生素	A（微克）	3	三大营养素	蛋白质（克）	1.4
	B₁（毫克）	0.05		脂肪（克）	0.1
	B₂（毫克）	0.06		碳水化合物(克)	3.2
	B₆（毫克）	0.1	矿物质	钙（毫克）	1.5
	C（毫克）	9		铁（毫克）	0.4
	E（毫克）	0.19		磷（毫克）	40
	K（微克）	47		钾（毫克）	68
	胡萝卜素(毫克)	20		钠（毫克）	1.5
	叶酸（微克）	56		铜（毫克）	0.1
	泛酸（毫克）	0.46		镁（毫克）	18
	烟酸（毫克）	0.5		锌（毫克）	0.22
热量（千卡）		12		硒（微克）	0.5
膳食纤维（克）		0.2			

● 食材档案

绿豆芽价格便宜且营养丰富。绿豆在发芽的过程中维生素 C 会增加很多，部分蛋白质也会分解为各种人体所需的氨基酸，可达绿豆原含量的 7 倍，所以绿豆芽的营养价值比绿豆更大。

● **食性物语**　绿豆芽中含有核黄素（维生素 B_2），可防治口腔溃疡。同时，它富含膳食纤维，是便秘患者的健康蔬菜，还能清除血管壁中胆固醇和脂肪堆积，防止心血管病变。

● **食而有道**　发绿豆芽不要长得过长。绿豆芽性寒，烹调时应配上一点姜丝。烹调时油盐不宜太多，适当加些醋能保存水分及维生素 C。

● **食事求适**　一般人都可食用，嗜烟酒、肥腻者适宜常吃。脾胃虚寒之人不宜久食。

● **适可而止**　每餐约 30 克。

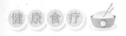

健康食疗

桂花炒粉丝 ▼

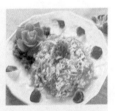

原材料

| 绿豆芽 10克 | 鸡蛋 6个 | 粉丝 10克 |

制作过程

❶粉丝泡发切断；绿豆芽洗净切去头尾。❷鸡蛋打入碗内，取出蛋黄装入另一碗内，调入盐、鸡精少许，搅拌均匀备用。❸油烧热，下粉丝，加入调味料，把粉丝炒干，盛出，油烧热，加入调好的蛋液，炒熟后下粉丝、绿豆芽、麻油拌匀，装盘即可。

蔬菜

黄豆芽

● 营养指数

(营养指数中的数值均为每百克食物的含量)

维生素	A（微克）	5	三大营养素	蛋白质（克）	3.9
	B₁（毫克）	0.04		脂肪（克）	1.8
	B₂（毫克）	0.07		碳水化合物(克)	2
	B₆（毫克）	0.06	矿物质	钙（毫克）	68
	C（毫克）	6		铁（毫克）	1.5
	E（毫克）	0.8		磷（毫克）	61
	胡萝卜素(毫克)	30		钾（毫克）	160
	叶酸（微克）	42		钠（毫克）	5.3
	泛酸（毫克）	0.34		铜（毫克）	0.14
	烟酸（毫克）	0.6		镁（毫克）	21
热量（千卡）		12		锌（毫克）	0.27
膳食纤维（克）		0.2		硒（微克）	0.96

● 食材档案

黄豆芽 又称"如意菜"，蛋白质利用率较黄豆要提高 10% 左右。黄豆在发芽过程中更多的营养素被释放出来，更利于人体吸收。

● 食性物语

春天是维生素 B₂ 缺乏症多发季节，多食黄豆芽可有效防治维生素 B₂ 缺乏症。黄豆芽能减

少体内乳酸堆积，治疗神经衰弱，消除疲劳。常吃能使头发乌黑光亮，对面部雀斑有较好的淡化效果。对青少年生长发育、预防贫血大有好处。

● 食而有道　发黄豆芽不要使其长得过长。烹调黄豆芽切不可加碱，要加少量食醋以保持维生素 B_2 不减少。肥胖鲜嫩但有难闻化肥味的黄豆芽可能含有激素，不可食用。

● 食事求适　一般人都可食用。

● 适可而止　每餐约 50 克。

健康食疗

烧肉豆芽炒虾

原材料

| 烧肉适量 | 豆芽适量 | 虾仁适量 | 青椒丝适量 |

制作过程

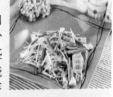

❶黄豆芽择洗净，备用；烧肉切块；虾仁洗净。❷锅中放少许油烧热，放入烧肉煎香，盛出；虾仁入油锅滑熟。❸油烧热，爆香椒丝，再放入黄豆芽炒 2 分钟，放入烧肉和虾仁，调入盐、糖和蚝油、生抽，用淀粉勾芡即可装盘。

蔬菜

圆白菜

● 营养指数

(营养指数中的数值均为每百克食物的含量)

	维生素			三大营养素	蛋白质（克）	1.5
		A（微克）	12			
		B₁（毫克）	0.03		脂肪（克）	0.2
		B₂（毫克）	0.03		碳水化合物(克)	3.4
		C（毫克）	16	矿物质	钙（毫克）	31
		E（毫克）	0.5		铁（毫克）	1.9
		胡萝卜素(毫克)	0.07		磷（毫克）	31
		叶酸（微克）	100		钾（毫克）	124
		烟酸（毫克）	0.4		钠（毫克）	42.8
					铜（毫克）	0.04
					镁（毫克）	12
	热量（千卡）		20		锌（毫克）	0.26
	膳食纤维（克）		0.5		硒（微克）	0.02

● 食材档案

圆白菜 学名结球甘蓝，也叫洋白菜或卷心菜。原产欧洲，是西方最为重要的蔬菜之一。和大白菜一样产量高、耐储藏，是四季佳蔬。

● 食性物语

新鲜的圆白菜中含有植物杀菌素，咽喉疼痛、外伤肿痛、蚊叮虫咬、胃痛、牙痛之类都可请圆白菜帮忙。圆白菜中含有某种"溃疡愈合因子"，对溃疡有良好疗效。在抗癌蔬菜中，圆白菜排在第五位。

● **食而有道** 圆白菜是制作泡菜的主要原料之一。

● **食事求适** 所有人都适合吃，怀孕妇女、贫血患者、消化道溃疡患者可适当多食。皮肤瘙痒性疾病、眼部充血患者忌食；肺胃发炎者少食。

● **适可而止** 每次约 70 克。

● **食林广记** 德国人认为圆白菜才是菜中之王，能治百病。西方人用圆白菜治病的"偏方"就像中国人用萝卜治病一样常见。

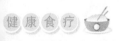

健康食疗

蒜炒包菜 ▼

原材料

| 包菜 | 蒜 |
| 300克 | 15克 |

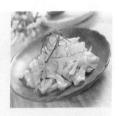

制作过程

❶包菜洗净，切成 4 厘米见方的块；蒜去皮洗净拍碎。❷锅中注油烧热，放入蒜爆香，加入包菜一同炒至软。❸再加入少许水，调入盐翻炒至熟即可。

香菜

营养指数

（营养指数中的数值均为每百克食物的含量）

维生素	A（微克）	52	三大营养素	蛋白质（克）	1.6
	B₁（毫克）	0.14		脂肪（克）	0
	B₂（毫克）	0.15		碳水化合物(克)	1.2
	B₆（毫克）	0.01	矿物质	钙（毫克）	285
	B₁₂（微克）	120		铁（毫克）	4
	C（毫克）	5		磷（毫克）	33
	E（毫克）	0.8		钾（毫克）	631
	胡萝卜素(毫克)	0.31		钠（毫克）	284.1
	叶酸（微克）	14		铜（毫克）	0.21
	泛酸（毫克）	0.15		镁（毫克）	33
	烟酸（毫克）	1		锌（毫克）	0.45
热量（千卡）		11		硒（微克）	0.53
膳食纤维（克）		3.9			

食材档案

香菜 是芫荽的通称，又名胡荽。嫩茎和鲜叶有特殊香味，常用作菜肴的点缀、提味之品，是人们喜食的佳蔬之一。

食性物语

香菜中含有许多挥发油，能祛除肉类

的腥膻味。具有芳香健胃、驱风解毒之功，能解表治感冒，利大肠、利尿。

● **食而有道** 腐烂、发黄的香菜不仅无香气，还可能产生毒素。服用补药或中药白术、丹皮时不宜食用香菜。

● **食事求适** 老少皆可食用，患感冒及食欲不振者、小儿出麻疹者尤其适合。狐臭、口臭、严重龋齿、胃溃疡和疮疡患者忌食。

● **适可而止** 每次 3~10 克。

● **食林广记** 香菜是西汉张骞出使西域时引入的。《本草纲目》称"芫荽性味辛温香窜，内通心脾，外达四肢"。

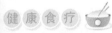

健康食疗

腊八豆香菜炒鳝鱼 ▼

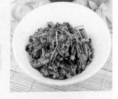

原材料

| 鳝鱼 300 克 | 腊八豆 80 克 | 香菜 适量 |

制作过程

❶将鳝鱼治净、香菜洗净，切段。❷油锅烧热，入腊八豆稍炸一下，再放入鳝鱼同炒，加盐、辣椒酱、酱油调味。❸炒至快熟时，放入香菜略炒，再用水淀粉勾芡，装盘即可。

蔬菜

香椿

（营养指数中的数值均为每百克食物的含量）

维生素	A（微克）	117	三大营养素	蛋白质（克）	1.7
	B₁（毫克）	0.07		脂肪（克）	0.4
	B₂（毫克）	0.12		碳水化合物（克）	9.1
	C（毫克）	40	矿物质	钙（毫克）	96
	E（毫克）	0.99		铁（毫克）	3.9
	K（微克）	230		磷（毫克）	147
	胡萝卜素（毫克）	0.7		钾（毫克）	548
	烟酸（毫克）	0.9		钠（毫克）	4.6
				铜（毫克）	0.09
				镁（毫克）	36
热量（千卡）		40		锌（毫克）	2.25
膳食纤维（克）		2.8		硒（微克）	0.42

● 食材档案

香椿 即香椿树芽，又叫香椿头，被称为"树上蔬菜"。香椿叶厚芽嫩，香味浓郁，营养远高于其他蔬菜，且具有较高药用价值，为宴宾之佳肴。

● 食性物语 香椿含香椿素等挥发性芳香族有机物，可健脾开胃、清热利湿、利尿解毒，是辅助治疗肠炎、痢疾、泌尿系统感染的良药。含天然性激素物质，能补阳滋阴、抗衰老，对不孕不育有一定疗效，有"助孕素"的美称。香椿所含楝素还能驱除肠内蛔虫。

● 食而有道　香椿以谷雨前为佳，应吃早、吃鲜、吃嫩。

● 食事求适　健康人均可食用。慢性疾病患者少食或不食，多食易诱使痼疾复发。

● 适可而止　每次 3~10 克。

健 康 食 疗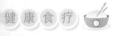

香椿拌豆腐 ▼

原材料

| 豆腐 150克 | 香椿 80克 | 熟花生米 30克 |

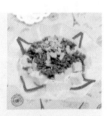

制作过程

❶豆腐洗净，切成薄片，放入盐水中焯透，取出，沥干水分，装盘。❷香椿洗净，用开水焯一下，捞出，沥干水分，切成碎末，撒上盐、酱油，和豆腐拌匀。❸淋上香油，撒上花生米即可。

蔬菜

茼蒿

维生素	A（微克）	252	三大营养素	蛋白质（克）	1.9
	B₁（毫克）	0.04		脂肪（克）	0.3
	B₂（毫克）	0.09		碳水化合物(克)	2.7
	B₆（毫克）	0.13	矿物质	钙（毫克）	73
	C（毫克）	18		铁（毫克）	2.5
	E（毫克）	0.92		磷（毫克）	36
	K（微克）	250		钾（毫克）	220
	胡萝卜素(毫克)	1.51		钠（毫克）	1313
	叶酸（微克）	190		铜（毫克）	0.06
	泛酸（毫克）	0.23		镁（毫克）	20
	烟酸（毫克）	0.6		锌（毫克）	0.35
热量（千卡）		21		硒（微克）	0.6
膳食纤维（克）		1.2			

● 食材档案

茼蒿又叫蒿子秆、蓬蒿。茼蒿的茎和叶可以同食，有蒿之清气、菊之甘香，一般营养成分无所不备，尤其胡萝卜素的含量超过一般蔬菜。

- **食性物语**　茼蒿中含有特殊香味的挥发油，可消食开胃。含有丰富的维生素、胡萝卜素及多种氨基酸，可以养心安神、降压补脑，防止记忆力减退。

- **食而有道**　茼蒿中的芳香精油遇热易挥发，烹调时应以旺火快炒。余汤或凉拌有利于胃肠功能不好的人。与肉、蛋等荤菜共炒可提高其维生素 A 的利用率。

- **食事求适**　适合一般人食用。茼蒿辛香滑利，腹泻者不宜多食。

- **适可而止**　每餐 50~100 克。

健康食疗

蒜蓉茼蒿 ▼

原材料

| 茼蒿 | 大蒜 |
| 400克 | 20克 |

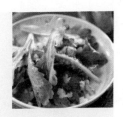

制作过程

❶大蒜去皮，剁成细末；茼蒿去掉黄叶后洗净。❷锅中加水烧沸，将茼蒿稍焯，捞出沥水。❸锅中加油，炒香蒜蓉，下入茼蒿翻炒，再下入盐和味精，翻炒均匀即可。

蔬菜

茄子

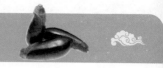

● 营养指数

（营养指数中的数值均为每百克食物的含量）

维生素			三大营养素		
	A（微克）	63	三大营养素	蛋白质（克）	0.8
	B$_1$（毫克）	0.03		脂肪（克）	0.3
	B$_2$（毫克）	0.04		碳水化合物(克)	4
	B$_6$（毫克）	0.06	矿物质	钙（毫克）	32
	C（毫克）	8		铁（毫克）	0.4
	E（毫克）	1.13		磷（毫克）	19
	K（微克）	9		钾（毫克）	152
	P（微克）	700		钠（毫克）	11.3
	胡萝卜素(毫克)	0.04		铜（毫克）	0.1
	叶酸（微克）	19		镁（毫克）	13
	泛酸（毫克）	0.6		锌（毫克）	0.23
	烟酸（毫克）	0.5		硒（微克）	0.48
热量（千卡）		23	膳食纤维（克）		1.3

● 食材档案

茄子是为数不多的紫色蔬菜之一，其紫皮中富含其他蔬菜无法相比的维生素 E、维生素 P。

● 食性物语

紫茄子富含维生素 P，可软化微细血管，防止小血管出血，对高血压、动脉硬化、咯血、

食物营养与健康随身查

紫癜（皮下出血、瘀血）及坏血病患者均有一定防治作用。茄子纤维中的皂草苷具降低胆固醇的功效。含有龙葵素，对癌症有一定抑制作用。中医认为茄子有清热活血、消肿止痛之效，对内痔便血有很好的疗效。

● **食而有道**　秋后的老茄子含较多茄碱，不宜多吃。挂糊上浆后再炸，可减少维生素 P 的损失。手术前食用茄子，麻醉剂可能无法被正常地分解，会拖延病人苏醒的时间，进而影响到病人的康复速度。

● **食事求适**　老少皆宜。体弱胃寒的人不宜多吃。

● **适可而止**　每次约 85 克。

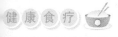

健康食疗

蒜香茄子 ▼

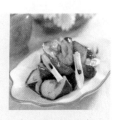

原材料

| 茄子 | 蒜 |
| 500克 | 30克 |

制作过程

❶ 茄子去蒂，洗净，切条，用盐水浸泡去涩味；蒜去皮，剁蓉。❷ 将切好的茄子放入微波炉中，加盖高火烹调 8 分钟，取出装盘。❸ 淋上生抽、醋、香油，再撒上蒜蓉即可。

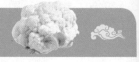

蔬菜

菜花（西蓝花）

（营养指数中的数值均为每百克食物的含量）

维生素	A（微克）	5	三大营养素	蛋白质（克）	2.1
	B₁（毫克）	0.06		脂肪（克）	0.4
	B₂（毫克）	0.08		碳水化合物(克)	3.8
	B₆（毫克）	0.23	矿物质	钙（毫克）	41
	C（毫克）	88		铁（毫克）	0.8
	E（毫克）	0.2		磷（毫克）	57
	K（微克）	17		钾（毫克）	316
	胡萝卜素(毫克)	0.08		钠（毫克）	30.3
	叶酸（微克）	94		铜（毫克）	0.05
	泛酸（毫克）	1.3		镁（毫克）	18
	烟酸（毫克）	0.7		锌（毫克）	0.2
				硒（微克）	0.73
热量（千卡）		27	膳食纤维（克）		1.1

● 食材档案

菜花 是花椰菜的通称，由甘蓝演化而来，是含类黄酮最多的食物之一。分白、绿两种，营养作用基本相同，绿色的所含胡萝卜素更高。

- **食性物语** 常吃菜花，能爽喉、开音、润肺、止咳、增强肝脏解毒能力、防止感冒和坏血病的发生。长期食用菜花可减少乳腺癌、直肠癌及胃癌等癌症的发病概率。所含类黄酮是最好的血管清理剂，能阻止胆固醇氧化，防止血小板凝结成块，从而减少心脏病与中风的危险。

- **食而有道** 食用前将菜花放在盐水里浸泡几分钟，可除去残留农药，引诱菜虫出来。不宜煮得过烂。

- **食事求适** 适合大众食用。

- **适可而止** 每餐约70克。

健康食疗

四宝菜花 ▼

原材料

| 菜花 400克 | 滑子菇 适量 | 蟹柳 适量 | 虾仁 适量 | 鸣门卷 适量 |

制作过程

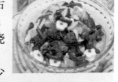

❶菜花洗净，掰成朵，焯水后沥干；蟹柳切段；鸣门卷切片；虾仁、滑子菇洗净。❷油锅烧热，下菜花、滑子菇、蟹柳、鸣门卷和虾仁同炒，加盐、少许清水炒熟，以淀粉勾芡，出锅装盘即成。

蔬菜

西红柿

● 营养指数

(营养指数中的数值均为每百克食物的含量)

维生素	A（微克）	92	三大营养素	蛋白质（克）	0.9
	B₁（毫克）	0.03		脂肪（克）	0.2
	B₂（毫克）	0.03		碳水化合物(克)	3.54
	B₆（毫克）	0.08	矿物质	钙（毫克）	10
	E（毫克）	0.57		铁（毫克）	0.8
	K（微克）	4		磷（毫克）	24
	P（微克）	700		钾（毫克）	191
	胡萝卜素(毫克)	0.37		钠（毫克）	5
	叶酸（微克）	22		铜（毫克）	0.06
	泛酸（毫克）	0.17		镁（毫克）	9
	烟酸（毫克）	0.6		锌（毫克）	0.13
热量（千卡）		15		硒（微克）	0.15
膳食纤维（克）		0.5			

● 食材档案

西红柿是番茄的通称，又名洋柿子。含有丰富的胡萝卜素、B 族维生素和维生素 C，维生素 P 含量更是居蔬菜之冠。

● 食性物语

番茄红素对心血管有保护作用，能减

少心脏病的发作。其独特的抗氧化能力，能保护细胞，阻止癌变进程。性甘酸微寒，有生津止渴、健胃消食、凉血平肝、清热解毒、降低血压之功效，对高血压、肾脏病人有良好的辅助治疗作用。多吃西红柿可抗衰老，保持皮肤白皙；对防治动脉硬化、高血压和冠心病也有帮助。

● **食而有道** 青色未熟的西红柿不宜食用。烧煮时稍加些醋能破坏其中的有害物质——番茄碱。手术前不能吃西红柿，原因同茄子。

● **食事求适** 一般人都可食用。急性肠炎、菌痢及溃疡活动期病人忌食。

● **适可而止** 每天 2~3 个。

健康食疗

花菜炒西红柿 ▼

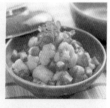

▷ **原材料**

| 花菜 250克 | 西红柿 200克 | 香菜 适量 |

▷ **制作过程**

❶ 花菜去除根部，切成小朵，洗净，焯水，捞出沥干水；香菜洗净切段。西红柿洗净切丁。❷ 起油锅，将花菜和西红柿丁放入锅中，待熟再调入盐、鸡精翻炒均匀，盛盘，撒上香菜段即可。

蔬菜

土豆

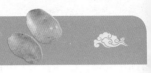

● 营养指数　(营养指数中的数值均为每百克食物的含量)

维生素	A（微克）	5	三大营养素	蛋白质（克）	1.7
	B_1（毫克）	0.1		脂肪（克）	0.3
	B_2（毫克）	0.03		碳水化合物(克)	19.6
	B_6（毫克）	0.18	矿物质	钙（毫克）	47
	C（毫克）	16		铁（毫克）	0.5
	E（毫克）	0.34		磷（毫克）	64
	胡萝卜素(毫克)	0.01		钾（毫克）	302
	叶酸（微克）	21		钠（毫克）	0.7
	泛酸（毫克）	1.3		铜（毫克）	0.12
	烟酸（毫克）	0.4		镁（毫克）	23
热量（千卡）		88		锌（毫克）	0.18
膳食纤维（克）		0.3		硒（微克）	0.78

● 食材档案

土豆是粮菜兼用型蔬菜，学名马铃薯，也叫洋芋。与稻、麦、玉米、高粱一起被称为全球五大农作物。

● 食性物语　土豆是低热能、高蛋白、多维生素和微量元素食品，是理想的减肥食品。土豆淀粉在体为吸收速度慢，是糖尿病患者理想的食疗蔬菜。所含粗纤维可促进胃肠蠕动，加速胆固醇代谢，能治宁习惯性便秘，预防血胆固醇增高。钾含量极高，每周吃 5~6 个土豆可使中风机率下降 40%。对消化不良的治疗有特效。

● 食而有道 宜去皮、挖芽眼后食用。土豆片、丝汝入水中浸洗便于烹调，但不可泡太久以免营养流夫。皮色发青或发芽的土豆不能吃，以防龙葵素中毒。

● 食事求适 一般人均可食用。孕妇慎食，以免增加妊娠风险。

● 适可而止 每次中等大小 1 个（约 130 克）。

健 康 食 疗

土豆烩芥蓝 ▼

原材料

| 土豆 500克 | 芥蓝 300克 | 姜片 适量 |

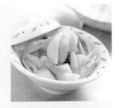

制作过程

❶土豆削皮洗净切小块，入热油锅稍炒片刻。❷芥蓝摘去老叶，洗净切段。❸炒锅上火，注油烧热，下入土豆块、芥蓝、姜片炒熟，加盐、味精调味即成。

蔬菜

红薯

营养指数

（营养指数中的数值均为每百克食物的含量）

维生素	A（微克）	35	三大营养素	蛋白质（克）	0.9
	B₁（毫克）	0.12		脂肪（克）	0.5
	B₂（毫克）	0.04		碳水化合物（克）	27.7
	B₆（毫克）	0.28	矿物质	钙（毫克）	44
	C（毫克）	30		铁（毫克）	0.7
	E（毫克）	1.6		磷（毫克）	20
	胡萝卜素（毫克）	0.21		钾（毫克）	5.3
	叶酸（微克）	49		钠（毫克）	15.4
	泛酸（毫克）	0.06		铜（毫克）	0.18
	烟酸（毫克）	0.5		镁（毫克）	12
热量（千卡）		119		锌（毫克）	0.14
膳食纤维（克）		1.1		硒（微克）	0.48

食材档案

红薯学名甘薯，又称白薯、山芋、红苕。味道甜美可供给大量热能，部分地区以其为主食。

食性物语

富含膳食纤维，可防止便秘、治疗痔疮和肛裂。所含被称为"冒牌荷尔蒙"的脱氢表雄甾酮能有效抑制乳腺癌和结肠癌。对人体器官黏膜

食物营养与健康随身查

有特殊的保护作用，可保持血管弹性，防止肝肾中的结缔组织萎缩。理想的减肥食品，具有阻止糖分转化为脂肪的特殊功能。

● 食而有道 宜与米面搭配食用，并配以咸菜或菜汤，以免肚胀排气。食用凉红薯会导致胃腹不适。烂红薯（带黑斑）和发芽的红薯有毒。过多食用红薯粉制成的粉条，会导致体内铝元素沉积，不利健康。

● 食事求适 一般人都可食用。胃溃疡、胃酸过多者不宜食用。

● 适可而止 每次1个（约150克），以免发生烧心、吐酸水、肚胀排气等不适。

健 康 食 疗

红薯豆沙煎饼 ▼

原材料

| 红豆 300克 | 砂糖 100克 | 红薯 400克 |

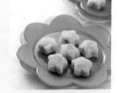

制作过程

❶红豆浸泡，沥水后放入锅中，加水煮软，取出加白糖，凉后即为红豆沙。❷红薯放入烤箱中，用180℃的炉温烤30分钟，取出压成泥，加淀粉、奶油揉成团。❸包入豆沙馅，捏紧成扁圆形，放入锅中煎至酥黄即可。

山药

● 营养指数

（营养指数中的数值均为每百克食物的含量）

维生素	A（微克）	3	三大营养素	蛋白质（克）	1.5
	B₁（毫克）	0.08		脂肪（克）	0
	B₂（毫克）	0.02		碳水化合物(克)	14.4
	B₆（毫克）	0.06	矿物质	钙（毫克）	14
	C（毫克）	6		铁（毫克）	0.3
	E（毫克）	0.2		磷（毫克）	42
	胡萝卜素(毫克)	0.02		钾（毫克）	452
	叶酸（微克）	8		钠（毫克）	18.6
	泛酸（毫克）	0.4		铜（毫克）	0.24
	烟酸（毫克）	0.61		镁（毫克）	20
热量（千卡）		64		锌（毫克）	0.27
膳食纤维（克）		0.8		硒（微克）	0.55

● 食材档案

山药 是薯蓣的通称。它营养丰富，自古便被视为
物美价廉的补虚佳品，既可作主粮，又可作蔬菜。

● 食性物语

山药富含黏蛋白、淀粉酶、皂苷、游
离氨基酸的多酚氧化酶等物质，为病后康复食补之

佳品。山药几乎不含脂肪，所含黏蛋白能预防心血管系统的脂肪沉积，防止动脉硬化。食用山药还能增加人体T淋巴细胞，增强免疫功能，延缓细胞衰老。

● 食而有道　宜去皮食用，以免产生麻、刺等异常口感。

● 食事求适　老幼皆可食用。山药有收涩作用，大便燥结者不宜食用。

● 适可而止　每餐约 85 克。

🥢 健康食疗

蓝莓山药 ▼

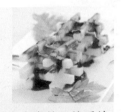

┌ 原材料
│ 山药　　蓝莓酱
└ 400克　　适量

制作过程

❶山药去皮洗净，切条，入开水中煮熟，然后放在冰开水里冷却后摆盘。❷将蓝莓酱均匀淋在山药上即可。

荸荠

营养指数

（营养指数中的数值均为每百克食物的含量）

维生素	A（微克）	3	三大营养素	蛋白质（克）	1.2
	B₁（毫克）	0.02		脂肪（克）	0.2
	B₂（毫克）	0.02		碳水化合物(克)	13.1
	C（毫克）	7	矿物质	钙（毫克）	4
	C（毫克）	7		铁（毫克）	0.6
	E（毫克）	0.65		磷（毫克）	44
	胡萝卜素(毫克)	0.02		钾（毫克）	306
	烟酸(毫克)	0.7		钠（毫克）	15.7
				铜（毫克）	0.07
				镁（毫克）	12
热量（千卡）		59		锌（毫克）	0.34
膳食纤维（克）		1.1		硒（微克）	0.7

食材档案

荸荠也称马蹄、地栗。形状、性味、成分、功用与栗子相似。它皮色紫黑、肉质洁白、味甜多汁、清脆可口，可作水果，也可作蔬菜，自古便有"地下雪梨"的美誉。

● **食性物语** 荸荠是根茎类蔬菜中含磷量最高的蔬菜，利于牙齿、骨骼发育。荸荠含有一种不耐热的抗菌成分——"荸荠英"，对金黄色葡萄球菌、大肠杆菌均有一定的抑制作用，还可防治肺部、食道和乳腺的癌肿。可预防急性传染病，是春季预防麻疹、流行性脑膜炎的上佳食品。清热泻火，利尿通便，化湿祛痰，消食除胀。

● **食而有道** 生荸荠外皮和内部可能附着较多细菌和寄生虫，需洗净煮透后再食用。

● **食事求适** 大众食品，儿童和发热病人最宜食用。脾肾虚寒、血瘀者不宜食用。

● **适可而止** 每次约 10 个。

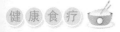

健康食疗

酒酿马蹄 ▼

原材料

马蹄	酒酿	枸杞
400克	20克	20克

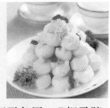

制作过程

❶马蹄去皮洗净；枸杞洗净，沥干备用。❷把马蹄整齐码入盘中，盖上酒酿，淋入酒酿汁水，撒上枸杞即成。

蔬菜

芋头

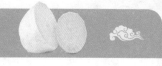

• 营养指数
（营养指数中的数值均为每百克食物的含量）

维生素	A（微克）	27	三大营养素	蛋白质（克）	2.2
	B₁（毫克）	0.06		脂肪（克）	0.2
	B₂（毫克）	0.05		碳水化合物（克）	17.1
	B₆（毫克）	0.14	矿物质	钙（毫克）	36
	C（毫克）	6		铁（毫克）	1
	E（毫克）	0.45		磷（毫克）	55
	胡萝卜素（毫克）	0.16		钾（毫克）	378
	叶酸（微克）	30		钠（毫克）	33.1
	泛酸（毫克）	1		铜（毫克）	0.37
	烟酸（毫克）	0.7		镁（毫克）	23
热量（千卡）		79		锌（毫克）	0.49
膳食纤维（克）		1		硒（微克）	1.45

• 食材档案

芋头又称芋艿。口感细软，绵甜香糯，营养价值近似于土豆，是一种很好的碱性食物，既可作为主食蒸熟蘸糖食用，又可用来制作菜肴、点心。

• 食性物语
含氟量较高，有洁齿防龋的作用。芋头中有一种高分子植物胶体，具有很好的止泻作用。

可作为防治癌瘤的常用药膳主食，对癌症手术或术后放疗、化疗康复有辅助治疗作用。

● **食而有道**　芋头烹调时一定要烹熟，否则其中的黏液会刺激咽喉。剥洗芋头时宜戴上手套，其黏液中的化合物会令手部皮肤发痒，火上烤一烤可缓解。

● **食事求适**　老少皆宜，身体虚弱者尤宜。

● **适可而止**　每次约80克，一次吃得过多会导致腹胀。

健 康 食 疗

芋头烧牛腩 ▼

▼**原材料**

| 牛腩
400克 | 芋头
400克 | 青椒片
适量 | 红椒片
适量 | 大葱
适量 |

制作过程

❶牛腩洗净，切块；芋头去皮洗净，切块。❷油锅烧热，下牛腩块略炒，入芋头、青椒、红椒、大葱同炒片刻，再加水同煮至肉烂。❸调入盐、胡椒粉、酱油、料酒，淋入红油即可。

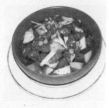

蔬菜

百合

营养指数 （营养指数中的数值均为每百克食物的含量）

维生素	B₁（毫克）	0.08	三大营养素	蛋白质（克）	4
	B₂（毫克）	0.07		脂肪（克）	0.1
	B₆（毫克）	0.12		碳水化合物(克)	28.3
	C（毫克）	9	矿物质	钙（毫克）	9
	E（毫克）	0.5		铁（毫克）	1
	生物素(微克)	212		磷（毫克）	71
	叶酸(微克)	77		钾（毫克）	740
	泛酸（毫克）	0.7		钠（毫克）	1
				铜（毫克）	0.32
				镁（毫克）	34
热量（千卡）		125		锌（毫克）	2.38
膳食纤维（克）		5.4		硒（微克）	2

食材档案

百合 是著名的保健食品和常用中药，因其鳞茎瓣片紧抱，状如白莲花，故名"百合"。

食性物语

百合能解渴润燥，可止咳、止血、开胃、安神，改善支气管。富含秋水碱等多种生物碱和营养物质，对病后体弱、神经衰弱等症大有裨益。

能显著抑制黄曲霉素突变作用，可用于白血病、肺癌、鼻咽癌等肿瘤的辅助治疗。

● 食而有道　新鲜百合食疗效果更佳。四季皆可食用，秋季最宜。

● 食事求适　老少皆宜。百合性偏凉，风寒咳嗽、脾虚便稀薄者不宜食用。

● 适可而止　鲜品每次约30克。

● 食林广记　百合常被人们视为团结友好、和睦合作的象征。

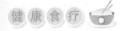

健康食疗

鲜百合生鱼片 ▼

| 原材料 |
| 生鱼片 400克 | 鲜百合 100克 | 荷兰豆 100克 | 红椒片 50克 | 黄椒片 50克 |

制作过程

❶生鱼片用盐、淀粉腌渍；鲜百合在开水中稍煮，捞出沥干。
❷油锅烧热，放入鱼片，加盐、料酒滑炒，放荷兰豆和红、黄椒片，炒匀，放入百合，用水淀粉勾芡即可。

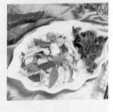

蔬菜

洋葱

● 营养指数
（营养指数中的数值均为每百克食物的含量）

维生素	A（微克）	3	三大营养素	蛋白质（克）	1.1
	B₁（毫克）	0.03		脂肪（克）	0.2
	B₂（毫克）	0.03		碳水化合物(克)	8.1
	B₆（毫克）	0.16	矿物质	钙（毫克）	24
	C（毫克）	8		铁（毫克）	0.6
	E（毫克）	0.14		磷（毫克）	39
	胡萝卜素(毫克)	20		钾（毫克）	138
	叶酸(微克)	16		钠（毫克）	4.4
	泛酸（毫克）	0.19		铜（毫克）	0.05
	烟酸（毫克）	0.2		镁（毫克）	15
热量(千卡)		39		锌（毫克）	0.23
膳食纤维（克）		0.9		硒（微克）	0.92

● 食材档案

洋葱又名葱头、圆葱。有辛辣香气，在国外被誉为"菜中皇后"，是价低而营养丰富的家常菜。

● 食性物语
洋葱是唯一含前列腺素 A 的蔬菜，能扩张血管，降低血液黏度和血压、血脂，从而预防血栓。洋葱中含有大蒜素等植物杀菌素，嚼生洋葱可以预防感冒。所含矿物质硒是一种很强的抗氧化剂，能增强细胞的活力和代谢能力，可防癌、抗衰老。常食能提高骨密度，有助于防治骨质疏松症。

● 食而有道　不宜加热过久，以有些微辣味为佳。

● 食事求适　一般人均可食用。皮肤瘙痒性疾病、眼部充血患者忌食；肺胃发炎者少食。

● 适可而止　每餐1个（约50克），过量会产生胀气。

健康食疗

洋葱爆鸭心 ▼

原材料

| 鸭心 400克 | 洋葱 100克 | 红辣椒 适量 | 青辣椒 适量 | 干辣椒段 适量 |

制作过程

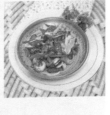

❶鸭心洗净，切成片；洋葱洗净，切片；红、青椒洗净切片。❷油锅烧热，下干辣椒段爆炒，放入鸭心翻炒，再放盐、老抽、料酒、红辣椒、青辣椒炒至汤汁变干。❸加入味精调味，起锅装盘即可。

蔬菜

空心菜

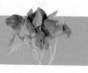

● 营养指数 （营养指数中的数值均为每百克食物的含量）

维生素	A（微克）	253	三大营养素	蛋白质（克）	2.2
	B₁（毫克）	0.03		脂肪（克）	0.3
	B₂（毫克）	0.08		碳水化合物（克）	2.2
	B₆（毫克）	0.11	矿物质	钙（毫克）	99
	C（毫克）	25		铁（毫克）	2.3
	E（毫克）	1.09		磷（毫克）	38
	K（微克）	250		钾（毫克）	266
	胡萝卜素（毫克）	1.52		钠（毫克）	94.3
	叶酸（微克）	120		铜（毫克）	0.1
	泛酸（毫克）	0.4		镁（毫克）	29
	烟酸（毫克）	0.8		锌（毫克）	0.39
热量（千卡）		20		硒（微克）	1.2
膳食纤维（克）		1.4			

● 食材档案

空心菜的学名为蕹菜，又名无心菜、通心菜，夏秋季节主要绿叶菜之一。

● 食性物语 粗纤维素含量丰富，具有促进肠蠕动、通便解毒的作用。所含叶绿素有"绿色精灵"之称，可洁齿防龋除口臭，健美皮肤，是美容佳品。空心菜汁对金黄色葡萄球菌、链球菌等有抑制作用。夏季常吃，可防暑解热、防治痢疾。

● **食而有道** 宜旺火快炒以避免营养流失。

● **食事求适** 一般人皆可食用。性寒滑利，体质虚弱、脾胃虚寒者不宜多食。

● **适可而止** 每餐50克。

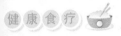
健康食疗

干锅空心菜梗 ▼

原材料

| 空心菜梗 350克 | 干辣椒 适量 | 蒜蓉 适量 | 豆豉 适量 |

制作过程

❶空心菜去叶留梗，洗净切段；干辣椒洗净，切小段。❷起油锅，下干辣椒、蒜蓉、豆豉炒香，再倒入空心菜梗，用大火煸炒。❸炒至熟时调入盐和味精，盛在干锅里即可。

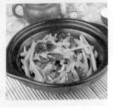

蔬菜

萝卜

● 营养指数

（营养指数中的数值均为每百克食物的含量）

维生素	B₁（毫克）	0.02	三大营养素	蛋白质（克）	0.5
	B₂（毫克）	0.04		脂肪（克）	0.2
	B₆（毫克）	0.07		碳水化合物（克）	3.1
	C（毫克）	12	矿物质	钙（毫克）	77
	E（毫克）	0.92		铁（毫克）	0.3
	K（微克）	1		磷（毫克）	25
	胡萝卜素（毫克）	0.02		钾（毫克）	196
	叶酸（微克）	53		钠（毫克）	91.2
	泛酸（毫克）	0.18		铜（毫克）	0.03
	烟酸（毫克）	0.5		镁（毫克）	17
热量（千卡）		16		锌（毫克）	0.18
膳食纤维（克）		0.8		硒（微克）	0.61

● 食材档案

萝卜 也叫莱菔、罗服。可生食、可做菜，还可腌制泡菜、酱菜。营养丰富，民间有"冬吃萝卜夏吃姜，一年四季保安康"的说法。

● 食性物语

所含热量少、膳食纤维多，易产生饱

胀感。能诱导人体产生干扰素，增强机体免疫力，抑制癌细胞生长。常吃可降低血脂、软化血管、稳定血压，预防冠心病、动脉硬化、胆石症等疾病。

● 食而有道　生食以汁多辣味淡者为好。不可与胡萝卜、人参、西洋参、橘子同食。

● 食事求适　一般人都可食用。十二指肠溃疡、慢性胃炎、单纯甲状腺肿、先兆流产、子宫脱垂患者忌食。

● 适可而止　每餐 50~100 克。

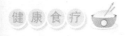

健康食疗

豌豆萝卜炒虾 ▼

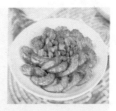

▶ 原材料

| 虾 | 豌豆 | 泡萝卜 |
| 300克 | 60克 | 30克 |

▶ 制作过程

❶虾洗净，加少许料酒、盐、酱油腌渍入味；豌豆洗净，入锅煮熟；泡萝卜洗净，切成小丁。
❷油锅烧热，放入虾炒至呈鲜红色、八成熟时，捞出备用。❸原油锅烧热，倒入泡萝卜丁、豌豆翻炒至熟，然后加入虾，调入盐、鸡精再炒几下，淋上香油装盘即可。

蔬菜

胡萝卜

营养指数

（营养指数中的数值均为每百克食物的含量）

维生素	A（微克）	802	三大营养素	蛋白质（克）	0.9
	B₁（毫克）	0.04		脂肪（克）	0.3
	B₂（毫克）	0.04		碳水化合物(克)	7.9
	B₆（毫克）	0.11	矿物质	钙（毫克）	65
	C（毫克）	12		铁（毫克）	0.4
	E（毫克）	0.5		磷（毫克）	20
	K（微克）	3		钾（毫克）	232
	胡萝卜素(毫克)	4.81		钠（毫克）	105.1
	叶酸（微克）	28		铜（毫克）	0.03
	泛酸（毫克）	0.07		镁（毫克）	7
	烟酸（毫克）	0.4		锌（毫克）	0.14
热量（千卡）		38		硒（微克）	2.8
膳食纤维（克）		1.2			

食材档案

胡萝卜 又叫黄萝卜、红萝卜，颜色靓丽，脆嫩多汁，芳香甘甜。对人体有多方面的保健功能，被誉为"小人参"。

食性物语

富含维生素 A，可促进机体的正常生

长与繁殖，防止呼吸道感染，保持视力正常，治疗夜盲症和干眼症。内含琥珀酸钾，有助于防止血管硬化和高血压。所含 B 族维生素和维生素 C 等营养成分也有润肤、抗衰老的作用。

食而有道 胡萝卜素和维生素 A 是脂溶性物质，应用油炒熟食用。与酒同食会在肝脏中产生毒素，导致肝病。

食事求适 老少皆宜。

适可而止 每餐 1 根（约 70 克），大量摄入会令皮肤色素发生变化，变成橙黄色；过量食用则易引起月经异常甚至不孕。

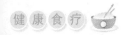

健康食疗

胡萝卜排骨汤 ▼

原材料

| 红枣 400 克 | 小排骨 100 克 | 胡萝卜 100 克 | 鲜干贝 50 克 | 黑木耳 50 克 |

制作过程

❶排骨洗净，砍段；胡萝卜洗净切块；木耳洗净切块。❷锅中加水煮滚，放入排骨、胡萝卜、黑木耳、红枣，小火熬煮 40 分钟，转大火煮滚，放入鲜干贝，再煮 3 分钟，加盐和味精调味即可。

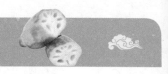

蔬菜

莲藕

维生素	A（微克）	3	三大营养素	蛋白质（克）	1.9
	B₁（毫克）	0.11		脂肪（克）	0.1
	B₂（毫克）	0.04		碳水化合物(克)	15.2
	C（毫克）	25	矿物质	钙（毫克）	19
	E（毫克）	0.73		铁（毫克）	1.4
	K（微克）	200		磷（毫克）	51
	胡萝卜素(毫克)	0.02		钾（毫克）	497
	烟酸（毫克）	0.4		钠（毫克）	44.2
				铜（毫克）	0.11
				镁（毫克）	19
热量（千卡）		84		锌（毫克）	0.23
膳食纤维（克）		1.2		硒（微克）	0.39

● 食材档案

莲藕又名莲菜。微甜而脆，可生食，也可做菜，药用价值高，是上好的滋补食品。

● 食性物语　　莲藕含铁量较高，常食可预防缺铁性贫血。富含维生素 C 和膳食纤维，对肝病、便秘、糖尿病等虚弱之症颇有裨益。所含的丹宁酸有收缩血管和止血的作用，对瘀血、吐血、衄血、尿血、便血者及产妇、血友病人极为适合。可以消暑清热，是良好的祛暑食物。

● 食而有道　煮藕忌铁器，否则发黑。

● 食事求适　一般人都可食用，老幼妇孺、体弱多病者尤宜。藕性偏凉，产妇不宜过早食用。

● 适可而止　每餐约 200 克。

● 食林广记　莲藕在清咸丰年间已被钦定为御膳贡品了。

健康食疗

莲藕炖排骨 ▽

原材料

| 莲藕
100克 | 猪排骨
200克 | 葱
少许 |

制作过程

❶莲藕洗净，切成块；猪排骨洗净，剁块；葱洗净切末。❷锅内注水，放入猪排骨焖煮约 30 分钟后，加入莲藕、盐。❸焖煮至莲藕熟时，加入味精调味，起锅装碗撒上葱末即可。

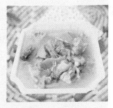

蔬菜

韭菜（韭黄）

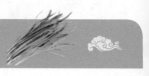

（营养指数中的数值均为每百克食物的含量）

维生素	A（微克）	1332	三大营养素	蛋白质（克）	2.7
	B₁（毫克）	0.06		脂肪（克）	0.4
	B₂（毫克）	0.13		碳水化合物(克)	0.3
	B₆（毫克）	0.16	矿物质	钙（毫克）	48
	C（毫克）	15		铁（毫克）	1.3
	E（毫克）	2.6		磷（毫克）	38
	K（微克）	180		钾（毫克）	290
	胡萝卜素(毫克)	7.99		钠（毫克）	2.7
	泛酸（毫克）	0.6		铜（毫克）	0.08
	烟酸（毫克）	0.8		镁（毫克）	25
热量（千卡）		16		锌（毫克）	0.31
膳食纤维（克）		1.6		硒（微克）	1.38

（表格标注：A（微克）1332 对应 B_1（毫克）0.06，B_2（毫克）0.13，B_6（毫克）0.16）

食材档案

韭菜颜色碧绿、味道浓郁。韭黄又名黄韭，是韭菜的软化栽培品种，因不见阳光而呈黄白色，营养价值逊于韭菜。

食性物语 韭菜含有较多的粗纤维，可以把消化道中的头发、沙砾、金属屑甚至针包裹起来，随大便排出体外，有"洗肠草"之称。含有挥发性精油，可促进食欲、降低血脂，对高血压、冠心病、高脂血症等有一定疗效。

- **食而有道** 初春时节的韭菜品质最佳，晚秋次之，夏季最差。隔夜熟韭菜不宜再吃。不能与蜂蜜、牛肉同食。

- **食事求适** 一般人都能食用。阴虚火旺、有眼疾和胃肠虚弱者不宜多食。

- **适可而止** 每次约50克，多食会上火且不易消化。

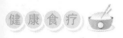

健康食疗

韭菜炒肝尖 ▼

原材料

韭菜	猪肝	红椒
150克	200克	10克

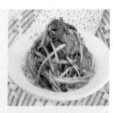

制作过程

❶ 韭菜择洗干净，取其最嫩的一段待用；猪肝洗净，切成薄片；红椒洗净，切成细丝。❷ 将猪肝片用盐、料酒、姜丝腌渍10分钟。❸ 锅注油烧热，下红椒爆炒，入猪肝炒至变色，倒韭菜炒至熟，加盐、味精调味即可。

蔬菜

芦荟

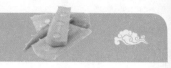

● 营养指数

（营养指数中的数值均为每百克食物的含量）

维生素	A（微克）	280	三大营养素	蛋白质（克）	1.5
	B₁（毫克）	0.02		脂肪（克）	0.12
	B₂（毫克）	0.01		碳水化合物(克)	4.9
	B₆（毫克）	0.03	矿物质	钙（毫克）	24.8
	生物素（微克）	132		铁（毫克）	3
	泛酸（毫克）	1.87		磷（毫克）	32
	烟酸（毫克）	3.14		钾（毫克）	164
				钠（毫克）	76
				铜（毫克）	0.18
				镁（毫克）	20
热量（千卡）		33		锌（毫克）	2.23
膳食纤维（克）		5.6		硒（微克）	1.76

● 食材档案

芦荟是集食用、药用、美容、观赏于一身的保健植物，蕴含 75 种元素，与人体细胞所需物质几乎完全吻合。

● 食性物语

芦荟多糖的免疫复活作用可提高机体的抗病能力，在治疗高血压、痛风、哮喘、癌症等慢性疾病的过程中配合使用，可加速机体康复。内含苦味的健胃轻泻剂，有抗炎、修复胃黏膜和止痛的作用。具有胰岛素一样的作用，能调节体内的血糖代谢。是美容、减肥、防治便秘的佳品。

● **食而有道**　可食用的芦荟只有数种。食前去绿皮、水煮 3~5 分钟可去苦味。

● **食事求适**　一般人都可食用，溃疡病、心血管疾病、糖尿病、癌症患者以及女士、肥胖者宜常食。体质虚弱者、少年儿童少食；孕、经期妇女，痔疮出血，鼻出血患者忌食。

● **适可而止**　每天不超过 30 克。

健 康 食 疗

芦荟蛤蜊汤 ▼

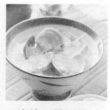

▼ **原材料**

| 蛤蜊 | 芦荟叶 | 姜 |
| 500克 | 2片 | 10克 |

制作过程

❶蛤蜊洗净杂质，用薄盐水浸泡，待其吐尽泥沙。❷芦荟削去边刺，将叶皮削净，只取叶肉和汁；姜洗净，切丝。❸锅中加水 1200 克煮沸后，将芦荟、蛤蜊、姜丝一起加入，煮至蛤蜊开口，加适量盐即可。

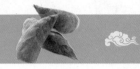

蔬菜

竹笋

● 营养指数 （营养指数中的数值均为每百克食物的含量）

维生素	A（微克）	5	三大营养素	蛋白质（克）	4.1
	B_1（毫克）	0.05		脂肪（克）	0.1
	B_2（毫克）	0.11		碳水化合物(克)	4.4
	B_6（毫克）	0.13	矿物质	钙（毫克）	22
	C（毫克）	5		铁（毫克）	2.4
	E（毫克）	0.7		磷（毫克）	36
	K（微克）	2		钾（毫克）	587
	胡萝卜素(毫克)	0.08		钠（毫克）	6
	叶酸（微克）	63		铜（毫克）	0.15
	泛酸（毫克）	0.63		镁（毫克）	8
	烟酸（毫克）	0.4		锌（毫克）	0.43
热量（千卡）		40		硒（微克）	0.66
膳食纤维（克）		2.8			

● 食材档案

竹笋 一年四季皆有，唯有春笋、冬笋味道最佳。竹笋低脂肪、低糖、多纤维，无论凉拌、煎炒还是熬汤均鲜嫩清香。

● **食性物语** 竹笋可吸附大量油脂，常食可降低胃肠黏膜对脂肪的吸收，达到减肥目的。富含膳食纤维，能促进肠道蠕动、消除积食、防止便秘。

● **食而有道** 食前应先用开水焯一下，祛除笋中的草酸。靠近笋尖部的地方宜顺切，下部宜横切，烹制易烂熟入味。鲜笋存放时不要剥壳。

● **食事求适** 一般人均可食用，肥胖和习惯性便秘的人尤为适合。儿童、尿路结石者少食。

● **适可而止** 每次约 25 克。

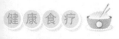

健康食疗

驴肉炒竹笋 ▼

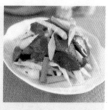

原材料

卤驴肉	竹笋	葱
300克	150克	10克

制作过程

❶竹笋洗净切成斜段；驴肉洗净切成片；葱洗净切成段。❷锅中加油烧热，下入驴肉炒香。❸再加入竹笋片、葱炒匀，然后调入盐、味精，炒入味即可。

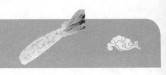

蔬菜

莴笋

● 营养指数

（营养指数中的数值均为每百克食物的含量）

维生素	A（微克）	25	三大营养素	蛋白质（克）	1
	B₁（毫克）	0.02		脂肪（克）	0.1
	B₂（毫克）	0.02		碳水化合物（克）	2.2
	B₆（毫克）	0.05	矿物质	钙（毫克）	23
	C（毫克）	4		铁（毫克）	0.9
	E（毫克）	0.19		磷（毫克）	48
	K（微克）	54		钾（毫克）	318
	胡萝卜素（毫克）	0.15		钠（毫克）	36.5
	叶酸（微克）	120		铜（毫克）	0.07
	泛酸（毫克）	0.23		镁（毫克）	19
	烟酸（毫克）	0.5		锌（毫克）	0.33
热量（千卡）		14		硒（微克）	0.54
膳食纤维（克）		0.6			

● 食材档案

莴笋是莴苣的一个变种，又名生笋。色泽淡绿，制作菜肴可荤可素、可凉可热，口感鲜嫩爽脆，具有独特的营养价值。

● **食性物语** 食用莴笋，能改善消化系统和肝脏功能，对抵御风湿性疾病和痛风有一定作用。它含钾量较高，可清热利尿，对高血压和心脏病患者极为有益。所含的少量碘元素，对人具有镇静作用，可帮助睡眠。氟元素含量极丰，可参与牙齿骨骼生长。

● **食而有道** 莴笋怕咸，少放盐才好吃。

● **食事求适** 一般人都可食用，老幼尤宜。莴笋中含有刺激视神经的物质，患眼疾特别是夜盲症的人不宜食用。

● **适可而止** 每次约60克。

健康食疗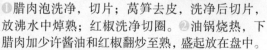

莴笋腊肉 ▼

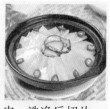

原材料

腊肉	莴笋	红椒
200克	350克	10克

制作过程

❶腊肉泡洗净，切片；莴笋去皮，洗净后切片，放沸水中焯熟；红椒洗净切圈。❷油锅烧热，下腊肉加少许酱油和红椒翻炒至熟，盛起放在盘中。❸莴笋下锅稍炒，加盐、味精、香油调味，起锅摆放在腊肉周围即可。

蔬菜

苤蓝

食材档案

<u>苤蓝</u>是甘蓝的一种，介于大头菜和卷心菜之间。可清蒸做小菜或切丝做成凉拌沙拉。

食性物语
内含大量水分和膳食纤维，可宽肠通便，防治便秘，排除毒素。

食而有道
苤蓝如用于治疗十二指肠球部溃疡，不宜炒得过熟，以生拌或绞汁服用为好。

适可而止
每次 50~80 克。

健 康 食 疗

辣油苤蓝 ▼

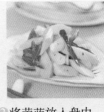

原材料

苤蓝	红辣椒
150克	1个

制作过程

❶将苤蓝、红辣椒洗净切块。❷将苤蓝放入盘内，撒上盐腌半小时。❸锅置火上加入花生油烧热，放入红辣椒稍煸炒，出辣味后即离火，辣椒油倒在腌苤蓝上，再加入白糖、味精，拌匀即可食用。

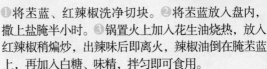

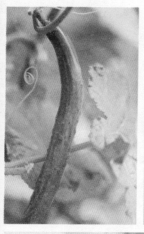

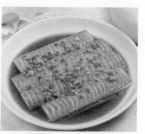

第 四 章

瓜果菌类

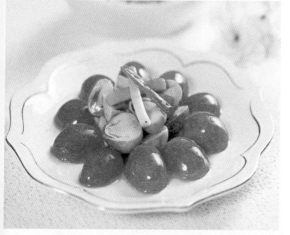

瓜果菌类

黄瓜

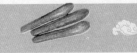

● 营养指数　　（营养指数中的数值均为每百克食物的含量）

维生素	A（微克）	15	三大营养素	蛋白质（克）	0.8
	B₁（毫克）	0.04		脂肪（克）	0.2
	B₂（毫克）	0.04		碳水化合物（克）	2.4
	B₆（毫克）	0.05	矿物质	钙（毫克）	24
	C（毫克）	9		铁（毫克）	0.5
	E（毫克）	0.46		磷（毫克）	24
	K（微克）	34		钾（毫克）	102
	胡萝卜素(毫克)	0.09		钠（毫克）	4.9
	叶酸（微克）	25		铜（毫克）	0.05
	泛酸（毫克）	0.2		镁（毫克）	15
	烟酸（毫克）	0.2		锌（毫克）	0.18
热量（千卡）		15		硒（微克）	0.38
膳食纤维(克)		0.5			

● 食材档案

黄瓜 又叫胡瓜。黄瓜含水量为 96%~98%，脆嫩清香，营养丰富。

● 食性物语　　经常食用或贴黄瓜在皮肤上可有效对抗皮肤老化，防止唇炎、口角炎。新鲜黄瓜为减肥良品，腌黄瓜却因含盐会引起发胖。黄瓜中的苦味素有抗癌作用，"黄瓜头儿"含苦味素较多，不宜全部丢弃。

● **食而有道**　黄瓜中维生素较少，应与其他蔬果同食。

● **食事求适**　一般人均可食用，糖尿病患者首选食品之一。脾胃虚弱、腹痛腹泻、肺寒咳嗽者少食；患肝病、心血管病、肠胃病以及高血压的人不宜吃腌黄瓜。

● **适可而止**　黄瓜当水果生吃，不宜过多，每天1条（约100克）。

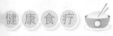

黄瓜泡菜 ▼

原材料

| 黄瓜 | 青椒 | 红椒 | 大蒜 |
| 500克 | 30克 | 30克 | 10克 |

制作过程

❶黄瓜洗净切段，沥干水分；青、红椒洗净，用刀稍微拍烂；蒜去皮洗净。❷黄瓜用盐拌匀，稍腌，用水冲净后沥水。❸将各种备好的原材料装入泡菜坛中，加醋、盐，倒凉开水至盖过材料，封好口，腌2天即可食用。

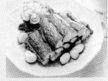

瓜果菌类

冬瓜

● 营养指数   （营养指数中的数值均为每百克食物的含量）

维生素	A（微克）	13	三大营养素	蛋白质（克）	0.2
	B₁（毫克）	0.01		脂肪（克）	0
	B₂（毫克）	0.02		碳水化合物（克）	1.5
	B₆（毫克）	0.03	矿物质	钙（毫克）	23
	C（毫克）	16		铁（毫克）	0.1
	E（毫克）	0.08		磷（毫克）	7
	K（微克）	1		钾（毫克）	136
	胡萝卜素(毫克)	0.01		钠（毫克）	3.6
	叶酸（微克）	26		铜（毫克）	0.07
	泛酸（毫克）	0.21		镁（毫克）	8
	烟酸（毫克）	0.3		锌（毫克）	0.2
热量（千卡）		7		硒（微克）	0.22
膳食纤维（克）		0.5			

● 食材档案

冬瓜 又名枕瓜。产于夏季，因瓜熟之际表面有一层白粉状物质，有如冬日白霜，遂亦名白瓜。

● 食性物语 夏季多食冬瓜，能解渴消暑、利尿、免生疔疮。冬瓜利尿，且含钠极少，是慢性肾炎水肿、营养不良性水肿、孕妇水肿的消肿佳品。含多种维生素和人体必需的微量元素，可调节代谢平衡，令肌肤洁白如玉，润泽光滑。

● **食而有道**　冬瓜连皮一起煮汤，解热利尿效果更明显。

● **食事求适**　一般人均可食用，肾病、糖尿病、高血压、冠心病患者尤其适用。久病、阴虚火旺者忌食；服滋补药品时忌食。

● **适可而止**　每天约 60 克。

健 康 食 疗

农家烧冬瓜 ▼

原材料

冬瓜	姜片	大葱段	清汤
500克	10克	10克	适量

制作过程

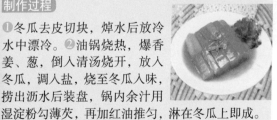

❶冬瓜去皮切块，焯水后放冷水中漂冷。❷油锅烧热，爆香姜、葱，倒入清汤烧开，放入冬瓜，调入盐，烧至冬瓜入味，捞出沥水后装盘，锅内余汁用湿淀粉勾薄芡，再加红油推匀，淋在冬瓜上即成。

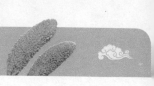

瓜果菌类

苦瓜

● 营养指数

（营养指数中的数值均为每百克食物的含量）

维生素			三大营养素		
	A（微克）	10		蛋白质（克）	1.2
	B₁（毫克）	0.07		脂肪（克）	0.1
	B₂（毫克）	0.04		碳水化合物(克)	3
	B₆（毫克）	0.06	矿物质	钙（毫克）	34
	C（毫克）	125		铁（毫克）	0.6
	E（毫克）	0.85		磷（毫克）	36
	K（微克）	41		钾（毫克）	200
	胡萝卜素(毫克)	0.06		钠（毫克）	1.8
	叶酸（微克）	72		铜（毫克）	0.06
	泛酸（毫克）	0.37		镁（毫克）	18
	烟酸（毫克）	0.3		锌（毫克）	0.29
热量（千卡）		18		硒（微克）	0.36
膳食纤维（克）		1.5			

● 食材档案

苦瓜 亦名癞瓜、凉瓜。具特殊苦味。苦瓜雅称"君子菜"，这是因为它从不把苦味传给一起烧煮的"别人"。

● 食性物语

苦瓜中的苦味来源于生物碱中的奎宁，这些物质能刺激人的味觉神经，增进食欲。所含类似胰岛素的物质，能明显降低血糖，调节脂肪平衡，是糖尿病患者理想的食疗食物。内含生理活性蛋白质和维生素 B_{17}，可提高人体免疫功能，预防癌症。苦瓜中的金鸡纳霜，能抑制过度兴奋的体温中枢，从而消暑解热。苦瓜煮水擦洗皮肤，可清热止痒祛痱。

● 食而有道　一次不要吃得过多。

● 食事求适　一般人都可食用。

● 适可而止　每次约 80 克。

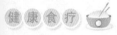

健康食疗

清炒苦瓜 ▼

原材料

| 苦瓜 | 红椒 |
| 250克 | 30克 |

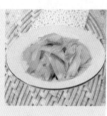

制作过程

❶将苦瓜洗净，纵向切成两半，去瓤，切片；红椒洗净，切菱形片。❷锅内注油烧热，放入苦瓜片，用大火快炒 5 分钟。❸再加入红椒、盐和鸡精，转中火炒匀，出锅装盘即可。

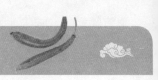

瓜果菌类

丝瓜

维生素	A（微克）	15	三大营养素	蛋白质（克）	1
	B₁（毫克）	0.02		脂肪（克）	0.2
	B₂（毫克）	0.04		碳水化合物（克）	3.6
	B₆（毫克）	0.07	矿物质	钙（毫克）	14
	C（毫克）	5		铁（毫克）	0.4
	E（毫克）	0.22		磷（毫克）	29
	K（微克）	12		钾（毫克）	115
	胡萝卜素（毫克）	90		钠（毫克）	2.6
	叶酸（微克）	92		铜（毫克）	0.06
	泛酸（毫克）	0.2		镁（毫克）	11
	烟酸（毫克）	0.4		锌（毫克）	0.21
热量（千卡）		20		硒（微克）	0.86
膳食纤维（克）		0.6			

• 食材档案

丝瓜 又称吊瓜、水瓜、天萝等。明代从南洋引入。所含蛋白质、淀粉、钙、磷、铁及维生素 A 等营养素在瓜类食物中均较高。

● **食性物语**　丝瓜含维生素 B_1、维生素 A 等成分，能消除皮肤斑块，令肌肤洁白、细嫩。丝瓜筋络贯穿，类似人体经络，可借以导引人体经络，使经络通畅、气血通顺，乃通经佳品。丝瓜性味甘平，有清暑凉血、解毒通便、祛风化痰、下乳汁等功效。

● **食而有道**　不宜生吃。因水汁丰富宜现切现做，以免营养流失。烹制丝瓜油要少用，可勾稀芡，以保留香嫩爽口的特点。

● **食事求适**　一般人都可食用，月经不调、身体疲乏者宜多食。

● **适可而止**　每次约 60 克。

健 康 食 疗 🥣

丝瓜滑子菇 ▼

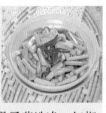

┌**原材料**

☐ 丝瓜　350克　　☐ 滑子菇　20克　　☐ 红椒　少许

制作过程

❶丝瓜洗净，去皮切成长条；滑子菇洗净；红椒洗净，切成片。❷锅中加油烧热，爆香红椒片，加入丝瓜翻炒至熟软。❸再加入滑子菇翻炒至熟，加盐、鸡精、香油翻炒至入味，用水淀粉勾芡即可。

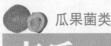 瓜果菌类

南瓜

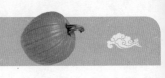

● 营养指数　　（营养指数中的数值均为每百克食物的含量）

	维生素			三大营养素		
	A（微克）	148	三大营养素	蛋白质（克）	0.7
	B₁（毫克）	0.03		脂肪（克）	0.1
	B₂（毫克）	0.04		碳水化合物（克）	4.5
维生素	B₆（毫克）	0.17	矿物质	钙（毫克）	16
	C（毫克）	8		铁（毫克）	0.4
	E（毫克）	0.36		磷（毫克）	24
	K（微克）	26		钾（毫克）	287
	胡萝卜素(毫克)	0.89		钠（毫克）	0.8
	叶酸（微克）	80		铜（毫克）	0.03
	泛酸（毫克）	0.5		镁（毫克）	8
	烟酸（毫克）	0.4		锌（毫克）	0.14
热量（千卡）		22		硒（微克）	0.46
膳食纤维（克）		0.8			

● 食材档案

南瓜也叫倭瓜、饭瓜。可以充饥，且具一定食疗价值。

● 食性物语　　能有效防治高血压以及肝脏和肾脏的某些病变。南瓜中富含果胶，可延缓肠道对糖和脂

质的吸收，中和并清除体内重金属和部分农药以防中毒。含量较高的钴，是胰岛细胞合成胰岛素所必需的微量元素，这一点是其他任何蔬菜都无法相比的。常吃南瓜有助于防治糖尿病。

● 食而有道　最好不与羊肉同食。

● 食事求适　一般人都可食用，肥胖者和中老年人尤宜。糖尿病患者可把南瓜制成南瓜粉，以长期少量食用；患有脚气、黄疸者忌食。

● 适可而止　每次约 100 克。

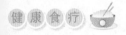
健康食疗

香脆南瓜丝 ▼

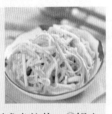

▼ 原材料
| 嫩南瓜 | 大蒜 |
| 250克 | 10克 |

制作过程

❶嫩南瓜洗净切成丝；蒜去皮剁成米粒状。❷锅上火，加油烧热，下入蒜米爆香。❸再放南瓜丝炒至断生，加味精、盐、香油炒匀，起锅装盘即成。

瓜果菌类

西葫芦

● **营养指数** （营养指数中的数值均为每百克食物的含量）

维生素	A（微克）	42	三大营养素	蛋白质（克）	0.9
	B₁（毫克）	0.01		脂肪（克）	0.2
	B₂（毫克）	0.03		碳水化合物（克）	2.5
	B₆（毫克）	0.09	矿物质	钙（毫克）	10
	C（毫克）	2		铁（毫克）	0.2
	E（毫克）	0.34		磷（毫克）	21
	K（微克）	35		钾（毫克）	320
	胡萝卜素（毫克）	0.25		钠（毫克）	40.4
	叶酸（微克）	36		铜（毫克）	0.03
	泛酸（毫克）	0.4		镁（毫克）	9
	烟酸（毫克）	0.2		锌（毫克）	0.1
热量（千卡）		15		硒（微克）	0.28
膳食纤维（克）		0.9			

● **食材档案**

西葫芦是南瓜的变种，又名美洲南瓜、茭瓜。
以皮薄、肉厚、汁多、可荤可素而深受人们喜爱。

● **食性物语**　西葫芦内含一种干扰素的诱生剂，能刺激机体产生干扰素，提高免疫力，发挥抗病毒和抗肿瘤的作用。西葫芦富含水分，能润泽肌肤。中医认为它具有清热利尿、除烦止渴、润肺止咳、消肿散结的功能，可用于辅助治疗水肿腹胀、烦渴、疮毒以及肾炎、肝硬化腹水等症。

食而有道 不宜生吃。烹调时不宜煮得太烂，以免营养损失。

食事求适 一般人都可以食用。脾胃虚寒的人应少吃。

适可而止 每次约 80 克。

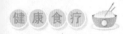

蒜蓉蒸西葫芦 ▼

原材料

西葫芦	大蒜	干辣椒
250克	50克	适量

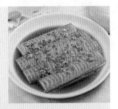

制作过程

❶西葫芦洗净，切片，放开水中焯熟，装盘待用；蒜去皮，剁成蒜蓉；干辣椒洗净剁碎。❷锅烧热加油，然后放进蒜蓉和辣椒碎炒香，下盐、味精炒匀，淋入红油，起锅浇在西葫芦上，再上锅蒸熟即可。

瓜果菌类

草菇

● 营养指数　　（营养指数中的数值均为每百克食物的含量）

维生素	A（微克）	8	三大营养素	蛋白质（克）	1.7
	B₁（毫克）	0.21		脂肪（克）	0.1
	B₂（毫克）	0.22		碳水化合物(克)	2.7
	B₆（毫克）	0.09	矿物质	钙（毫克）	23
	B₁₂（微克）	1.2		铁（毫克）	1
	C（毫克）	156		磷（毫克）	33
	D（微克）	1		钾（毫克）	328
	E（毫克）	0.4		钠（毫克）	4.7
	叶酸（微克）	65		铜（毫克）	0.4
	泛酸（毫克）	2.9		镁（毫克）	21
	烟酸（毫克）	8		锌（毫克）	0.36
热量（千卡）		211		硒（微克）	0.02
膳食纤维（克）		31.6			

● 食材档案

草菇也叫包脚菇、兰花菇。肉质脆嫩，味道鲜美，香味浓郁，有"放一片，香一锅"的美誉。

● 食性物语　　所含蛋白质高于一般蔬菜数倍，是国际公认的"十分好的蛋白质来源"，可降低胆固醇、提高抗癌能力。富含维生素C，能促进人体新陈代谢，提高机体免疫力。铅、砷、苯进入人体时，可服用草菇与其结合，形成抗坏血元，随小便排出。还能消食去热，滋阴壮阳，增加乳汁，防止坏血病，促进创伤愈合，护肝健胃，增强免疫力。

● **食而有道** 适于做汤或素炒。无论鲜品还是干品都不宜浸泡时间过长。

● **食事求适** 一般人都可食用，糖尿病患者的良好食品。

● **适可而止** 每餐约 20 克。

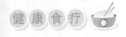

草菇圣女果 ▼

原材料

| 草菇 100克 | 圣女果 50克 | 鸡汤 适量 |

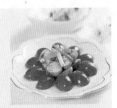

制作过程

❶将草菇、圣女果洗净，切成两半。❷草菇用沸水焯至变色后捞出。❸锅置火上，加油，待油烧至七八成热时，倒入香葱煸炒出香味，放入草菇、圣女果，加入鸡汤，待熟后放入盐，用水淀粉勾芡，拌匀即可出锅。

瓜果菌类

香菇

● **营养指数** （营养指数中的数值均为每百克食物的含量）

维生素	A（微克）	3	三大营养素	蛋白质（克）	20
	B₁（毫克）	0.19		脂肪（克）	1.2
	B₂（毫克）	1.26		碳水化合物（克）	30.1
	B₆（毫克）	0.45	矿物质	钙（毫克）	83
	B₁₂（微克）	1.7		铁（毫克）	10.5
	C（毫克）	5		磷（毫克）	258
	D（微克）	17		钾（毫克）	1960
	E（毫克）	0.66		钠（毫克）	11.2
	胡萝卜素（毫克）	20		铜（毫克）	0.45
	叶酸（微克）	240		镁（毫克）	104
	泛酸（毫克）	16.8		锌（毫克）	8.57
	烟酸（毫克）	7.93		硒（微克）	6.42
热量（千卡）		211	膳食纤维（克）		31.6

● **食材档案**

香菇 又名香蕈、冬菇。"山珍"之一，有"植物皇后"的美誉。它味道鲜美，营养丰富，有高蛋白、低脂肪、多糖、多种氨基酸和多种维生素的营养特点。

● **食性物语** 香菇内含可转化为维生素 D 的麦甾

醇，能促进钙的吸收，增强抵抗力。可预防感冒，消除腹壁脂肪，防癌抗癌。香菇性味甘、平、凉，有补肝肾、健脾胃、益智安神、美容颜之功效。香菇汁是无副作用的降血压剂。

● **食而有道** 　发好的香菇需冷藏才不会损失营养，泡发香菇的水中有很多溶解的营养物质，应保留。特别大的鲜香菇多为用激素催肥，慎食。

● **食事求适** 　适合所有人食用。

● **适可而止** 　每次 4~8 朵。

健 康 食 疗 🥢

香菇烧土豆 ▼

◢**原材料**

| 土豆 | 香菇 | 青椒 | 红椒 |
| 300克 | 100克 | 50克 | 50克 |

◢**制作过程**

❶土豆去皮，洗净切丁；青椒、红椒洗净，去子切丁。❷将水发香菇洗净，切块。❸油锅烧热，先放入香菇炒香。❹接着放入土豆、青椒、红椒、姜片炒熟，调入盐、酱油炒匀，再掺适量水煮至熟即可。

瓜果菌类

平菇

营养指数

（营养指数中的数值均为每百克食物的含量）

维生素	A（微克）	2	三大营养素	蛋白质（克）	7.8
	B₁（毫克）	0.12		脂肪（克）	2.3
	B₂（毫克）	7.09		碳水化合物（克）	69
	B₆（毫克）	0.09	矿物质	钙（毫克）	21
	B₁₂（微克）	0.8		铁（毫克）	3.2
	C（毫克）	4		磷（毫克）	220
	D（微克）	1		钾（毫克）	258
	E（毫克）	0.79		钠（毫克）	3.8
	胡萝卜素（毫克）	0.01		铜（毫克）	0.08
	叶酸（微克）	65		镁（毫克）	14
	泛酸（毫克）	1.32		锌（毫克）	0.61
	烟酸（毫克）	6.7		硒（微克）	1.07
热量（千卡）		20	膳食纤维（克）		5.6

食材档案

平菇又称侧耳、耳菇。质地肥厚，嫩滑可口，有类似牡蛎的香味，无论素炒还是制成荤菜，都十分鲜嫩诱人。

食性物语

所含抗肿瘤细胞的多糖体具免疫特

食物营养与健康随身查

性，侧耳毒素和蘑菇核糖核酸则能抑制病毒素的合成和增殖。平菇含有多种养分及菌糖、甘露醇糖、激素等，能改善人体新陈代谢、增强体质、调节自主神经功能，对肝炎、慢性胃炎、胃和十二指肠溃疡、软骨病、高血压等有疗效，还能降低血胆固醇、防治尿道结石，对妇女更年期综合征起到调理作用。

● 食而有道　平菇口感好、营养高、不抢味，但鲜品出水较多，易被炒老，须掌握好火候。

● 食事求适　一般人均可食用，消化系统疾病、心血管疾病患者及癌症患者尤其适宜。

● 适可而止　每次约 100 克。

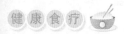

健康食疗

椒盐平菇 ▼

原材料

| 平菇 200 克 | 青椒 少许 | 红椒 少许 |

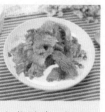

制作过程

❶平菇洗净，去柄，留菌盖；青、红椒洗净，切丁。
❷锅内注适量油，平菇略裹水淀粉后下锅炸至金黄色，捞起控油。❸另起油锅，放入平菇及青、红椒丁翻炒均匀，加椒盐、胡椒粉调味，起锅盛盘即可。

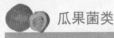 瓜果菌类

金针菇

营养指数 （营养指数中的数值均为每百克食物的含量）

维生素	A（微克）	5	三大营养素	蛋白质（克）	17.8
	B₁（毫克）	0.24		脂肪（克）	1.3
	B₂（毫克）	0.17		碳水化合物（克）	32.3
	B₆（毫克）	0.12	矿物质	钙（毫克）	12
	C（毫克）	2		铁（毫克）	1.4
	D（微克）	1		磷（毫克）	97
	E（毫克）	1.14		钾（毫克）	360
	胡萝卜素（毫克）	0.03		钠（毫克）	4.3
	叶酸（微克）	75		铜（毫克）	0.14
	泛酸（毫克）	1.4		镁（毫克）	17
	烟酸（毫克）	4.1		锌（毫克）	0.39
热量（千卡）		22		硒（微克）	0.28
膳食纤维（克）		2.7			

食材档案

金针菇又名金菇、毛柄金钱菌。菌盖小巧，呈黄褐色或淡黄色，干部形似金针。它不仅味道鲜美，而且营养丰富。

- **食性物语**　富含赖氨酸和锌，利于促进儿童智力发育和健脑。能有效增强机体的生物活性，促进新陈代谢，加速营养素的吸收利用。可预防和治疗肝脏病及胃、肠道溃疡。抑制血脂升高、降低胆固醇，防治心脑血管疾病。抵抗疲劳，抗菌消炎，清除重金属盐类物质。

- **食而有道**　宜熟食。

- **食事求适**　一般人都可食用，高血压患者、肥胖者、气血不足的老人和儿童更宜食用。脾胃虚寒者不宜多食。

- **适可而止**　每次 20~30 克。

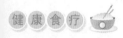

炒金针菇

原材料

金针菇 200克	黄花菜 100克	红椒、青椒 各适量

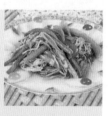

制作过程

❶将金针菇洗净；黄花菜泡发，洗净；红椒、青椒洗净，去子，切条。❷锅置火上，油烧热，放入红椒、青椒爆香。❸再放入金针菇、黄花菜，调入盐炒熟即可。

瓜果菌类

猴头菇

● 营养指数

（营养指数中的数值均为每百克食物的含量）

维生素	A（微克）	4	三大营养素	蛋白质（克）	26.3
	B₁（毫克）	0.69		脂肪（克）	4.2
	B₂（毫克）	1.9		碳水化合物（克）	44.9
	B₁₂（微克）	0.6	矿物质	钙（毫克）	2
	C（毫克）	4		铁（毫克）	18
	D（微克）	2		磷（毫克）	8.6
	E（毫克）	0.46		钾（毫克）	8
	胡萝卜素(毫克)	0.01		钠（毫克）	175.2
	烟酸（毫克）	16.2		铜（毫克）	0.06
				镁（毫克）	5
热量（千卡）		13		锌（毫克）	0.4
膳食纤维（克）		6.4		硒（微克）	1.28

● 食材档案

猴头菇 也叫猴头、猴头菌。与熊掌、海参、鱼翅同列"四大名菜"。菌肉鲜嫩，香醇可口，有"素中荤"之称。

● 食性物语

猴头菇含不饱和脂肪酸，利于血液循环，能降低血胆固醇含量。具有提高机体免疫力的功能,可延缓衰老。能抑制癌细胞中遗传物质的合成,从而预防和治疗消化道癌症和其他恶性肿瘤,对胃溃疡、十二指肠溃疡、胃炎等消化道疾病的疗效令人瞩目。

● 食而有道　人工培育的猴头菇营养成分高于野生的。食用猴头菇要经过涨发、漂洗和烹制,直至软烂如豆腐时营养成分才完全析出。

● 食事求适　老少皆宜,心血管疾病、消化系统疾病、咳喘患者更宜食用。

● 适可而止　干猴头菇每次约 20 克。

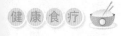

鲍汁猴头菇 ▼

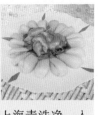

原材料

| 猴头菇 250克 | 上海青 250克 | 鲍汁、酱肉汁 各适量 |

制作过程

❶猴头菇泡发洗净,切成两半;上海青洗净,入开水中焯烫,取出沥水装盘。❷将猴头菇焯烫;鲍汁和一半酱肉汁拌匀,上笼蒸成蒸汁,取出稍凉。❸锅内放猴头菇,加蒸汁、另一半酱肉汁、蚝油烧开,用水淀粉勾芡,倒在装有上海青的盘里即可。

瓜果菌类

黑木耳

营养指数

（营养指数中的数值均为每百克食物的含量）

维生素	A（微克）	17	三大营养素	蛋白质（克）	12.4
	B₁（毫克）	0.17		脂肪（克）	1.2
	B₂（毫克）	0.44		碳水化合物（克）	36.2
	B₆（毫克）	0.1	矿物质	钙（毫克）	295
	B₁₂（微克）	4		铁（毫克）	11.9
	C（毫克）	5		磷（毫克）	292
	D（微克）	440		钾（毫克）	773
	E（毫克）	11.34		钠（毫克）	7.1
	胡萝卜素(毫克)	0.1		铜（毫克）	0.32
	叶酸（微克）	87		镁（毫克）	152
	泛酸（毫克）	1.14		锌（毫克）	1.66
	烟酸（毫克）	2.5		硒（微克）	3.72
热量(千卡)		205	膳食纤维（克）		33.4

食材档案

黑木耳色泽黑褐，质地柔软，味道鲜美，营养丰富，可与动物性食物相媲美，被誉为"素中之荤"。

食性物语

黑木耳的含铁量是猪肝的 7 倍多，常吃能养血驻颜，防治缺铁性贫血。消化系统中的灰尘、杂质能吸附在黑木耳的胶质上排出体外，对于头发、谷壳、木渣、沙子、金属屑等异物，黑木耳则有溶解与溶化作用，所以它是矿山、化工和纺织工人不可缺少的保健食品。对胆结石、肾结石等内源性异物也有显著的化解功能。

● **食而有道** 宜用温水泡发，发后仍紧缩的部分不宜吃。鲜黑木耳含有毒素，不可食用。

● **食事求适** 所有人都可食用。患出血性疾病的人、孕妇应不食或少食。

● **适可而止** 每次约 15 克。

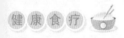

鸡汁黑木耳 ▼

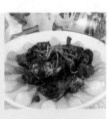

原材料

| 黑木耳 150 克 | 上海青 200 克 | 火腿 少许 |

制作过程

① 黑木耳泡发洗净；上海青洗净略烫；火腿切丝。② 锅内倒入清汤烧开，放入上海青，下黑木耳用小火煨熟，加盐调匀，连清汤一起倒入盘中。③ 撒上火腿丝，淋上鸡汁、鸡油即可食用。

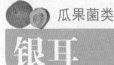

瓜果菌类

银耳

（营养指数中的数值均为每百克食物的含量）

维生素	A（微克）	18	三大营养素	蛋白质（克）	10
	B$_1$（毫克）	0.05		脂肪（克）	1.7
	B$_2$（毫克）	0.25		碳水化合物（克）	36.2
	B$_6$（毫克）	0.1	矿物质	钙（毫克）	62
	B$_{12}$（微克）	2.6		铁（毫克）	2.6
	C（毫克）	2		磷（毫克）	369
	D（微克）	970		钾（毫克）	987
	E（毫克）	1.26		钠（毫克）	78.6
	胡萝卜素(毫克)	0.11		铜（毫克）	0.08
	叶酸（微克）	76		镁（毫克）	54
	泛酸（毫克）	1.37		锌（毫克）	4.11
	烟酸（毫克）	5.3		硒（微克）	2.95
热量（千卡）		200	膳食纤维(克)		33.7

食材档案

银耳又名白木耳，其中质量上乘者称雪耳。它是名贵的营养滋补佳品，扶正强壮之补药。

食性物语

银耳滋润而不腻滞，能补脾开胃，益气清肠，安眠健胃，养阴清热，是阴虚火旺病人的良好补品。它还能增强机体的抗肿瘤能力，加强患者对放疗、化疗的耐受力。常食银耳能提高肝脏解毒能力，有效去除黄褐斑、雀斑，减少脂肪吸收。

● **食而有道**　宜用开水泡发，淡黄色未泡发部分应丢弃。冰糖银耳含糖量高，睡前不宜食用，以免血黏度增高。变质银耳不应食用，严重中毒者可能会有生命危险。

● **食事求适**　一般人都可食用。外感风寒者忌用。

● **适可而止**　每次约 15 克。

● **食林广记**　中国历代皇家贵族都将银耳视为"延年益寿之品""长生不老良药"。

〰〰〰〰〰〰〰〰〰〰〰〰〰〰〰〰〰〰〰〰〰

健康食疗 🥢🍚

银耳莲子排骨汤 ▼

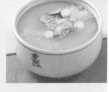

▶ **原材料**

| 排骨 | 莲子 | 银耳 |
| 350克 | 100克 | 50克 |

制作过程

❶将排骨洗净，砍成小块；莲子泡发，去除莲心；银耳泡发，摘成小朵。❷瓦罐中加入适量清水，下入排骨、莲子、银耳，煲至银耳黏稠、汤浓厚时，加盐、味精调味即可。

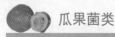 瓜果菌类

口蘑

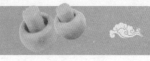

（营养指数中的数值均为每百克食物的含量）

维生素	A（微克）	5	三大营养素	蛋白质（克）	38.7
	B₁（毫克）	0.07		脂肪（克）	3.3
	B₂（毫克）	0.08		碳水化合物（克）	14.4
	B₆（毫克）	0.11	矿物质	钙（毫克）	169
	B₁₂（微克）	6.5		铁（毫克）	19.4
	C（毫克）	1		磷（毫克）	1655
	D（微克）	1		钾（毫克）	106
	E（毫克）	8.57		钠（毫克）	5.2
	叶酸（微克）	28		铜（毫克）	5.88
	泛酸（毫克）	0.3		镁（毫克）	167
	烟酸（毫克）	1.56		锌（毫克）	9.04
				硒（微克）	0.02
热量（千卡）		242	膳食纤维（克）		17.2

● 食材档案

口蘑 味道鲜美，口感细腻软滑，可炒食，可凉拌。

● 食性物语　　口蘑能够防止过氧化物损害机体，降低因缺硒引起的血压升高和血黏度增加，调节甲状腺的工作，提高免疫力。口蘑中有多种抗病毒成分，

能有效治疗由病毒引起的疾病。口蘑含有大量植物纤维，具有防止便秘、促进排毒、预防糖尿病及大肠癌、降低胆固醇含量的作用，是良好的减肥美容食品。

● **食而有道**　口蘑宜食新鲜的，食用袋装口蘑前需漂洗多遍以去除化学物质。口蘑宜配肉菜食用，无须放味精或鸡精。

● **食事求适**　一般人都适合食用。

● **适可而止**　每次约 30 克。

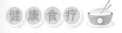

健康食疗

尖椒拌口蘑 ▼

原材料

| □ 口蘑 200克 | □ 青椒 30克 | □ 红尖椒 30克 |

制作过程

❶口蘑洗净，切成片；青、红尖椒去子，洗净，切片。❷分别将口蘑和尖椒放进沸水中焯熟，捞起控干水，放凉。❸将口蘑和尖椒一起装盘放入香油、盐、味精，拌匀即可。

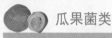 瓜果菌类

竹荪

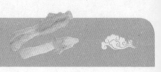

（营养指数中的数值均为每百克食物的含量）

	维生素			三大营养素		
	A（微克）	8	三大营养素	蛋白质（克）	19.4
	B₁（毫克）	0.03		脂肪（克）	2.6
	B₂（毫克）	0.06		碳水化合物（克）	60.6
维生素	B₁₂（微克）	1.4	矿物质	钙（毫克）	55
	D（微克）	5		铁（毫克）	12.1
	E（毫克）	1.2		磷（毫克）	288
	胡萝卜素(毫克)	0.4		钾（毫克）	567
	泛酸（毫克）	12		钠（毫克）	68.9
	烟酸（毫克）	0.8		铜（毫克）	4.32
				镁（毫克）	134
热量（千卡）		235		锌（毫克）	3.21
膳食纤维（克）		8.4		硒（微克）	3.1

（表中维生素各项：A（微克）8，B₁（毫克）0.03，B₂（毫克）0.06，B₁₂（微克）1.4，D（微克）5，E（毫克）1.2，胡萝卜素(毫克)0.4，泛酸（毫克）12，烟酸（毫克）0.8；热量（千卡）235，膳食纤维（克）8.4。三大营养素：蛋白质（克）19.4，脂肪（克）2.6，碳水化合物（克）60.6。矿物质：钙（毫克）55，铁（毫克）12.1，磷（毫克）288，钾（毫克）567，钠（毫克）68.9，铜（毫克）4.32，镁（毫克）134，锌（毫克）3.21，硒（微克）3.1）

● 食材档案

竹荪 亦称竹笙、竹菌、竹参、网纱菇等。名列"四珍"之首，以身形俊美闻名，是一种高蛋白、低脂肪的保健食品。

● 食性物语 竹荪中有抑制肿瘤的成分存在，常食能提高机体免疫抗病能力。它还能保护肝脏，减少

腹壁脂肪的积存，进而起到降血压、降血脂和减肥的作用。

● **食而有道**　干竹荪宜用淡盐水泡发，并剪去菌盖头以去怪味。竹荪有延长汤羹存放时间，保持菜肴鲜味、不腐不馊的奇特功能。

● **食事求适**　所有人都适合。脾胃虚寒之人不宜多食。

● **适可而止**　干竹荪每次约 10 克。

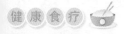
健康食疗

黄鹤海鲜煲 ▼

原材料

| 虾 | 竹荪 | 丝瓜 | 水发海参 |
| 适量 | 适量 | 适量 | 适量 |

制作过程

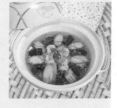

❶海参洗净切块；虾洗净，去掉头、须、胸，然后在虾肉上切几刀，放入热油锅中，滑炒至八成熟时，捞出。❷竹荪去掉头，用冷水泡发；丝瓜去皮洗净切片。❸将海参、虾、竹荪放入砂锅中，煮至水滚，放入丝瓜、蚝油、味精、盐，再煮几分钟即可。

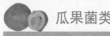 瓜果菌类

鸡腿蘑

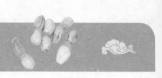

● 食材档案

鸡腿蘑是毛头鬼伞的俗称。形如鸡腿，味似鸡肉，乃"菌中新秀"。鸡腿蘑的蛋白质含量是大米的 3 倍，小麦的 2 倍，猪肉的 2.5 倍，牛肉的 1.2 倍，牛奶的 8 倍，是集营养、保健、食疗于一身的菌类。

● 食性物语　鸡腿蘑含有 20 种氨基酸，包含人体必需的 8 种氨基酸，对体弱或病后需要调养的人十分有益。常食鸡腿蘑，能调节糖分代谢和血脂，降低血糖，对糖尿病和高脂血症患者有保健作用。中医认为鸡腿蘑性味甘平，能益胃清神、增进食欲、消食化滞。

● 食而有道　肉质细腻，炒食、炖食、煲汤均久煮不烂。滑嫩清香，适宜与肉搭配食用。

● 食事求适　所有人都适合，糖尿病患者尤其适合。

● 适可而止　每次约 60 克。

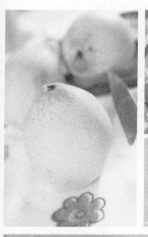
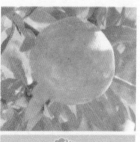

第 五 章
水果干果

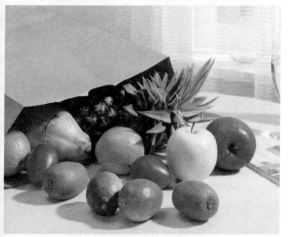

水果干果

苹果

●营养指数 （营养指数中的数值均为每百克食物的含量）

维生素	A（微克）	100	三大营养素	蛋白质（克）	0.1
	B₁（毫克）	0.01		脂肪（克）	0.3
	B₂（毫克）	0.03		碳水化合物(克)	13.4
	B₆（毫克）	0.06	矿物质	钙（毫克）	11
	C（毫克）	8		铁（毫克）	0.1
	E（毫克）	1.46		磷（毫克）	11
	生物素(微克)	66		钾（毫克）	2
	胡萝卜素(毫克)	600		钠（毫克）	0.9
	叶酸（微克）	5		铜（毫克）	0.06
	泛酸（毫克）	0.09		镁（毫克）	5
	烟酸（毫克）	0.1		锌（毫克）	0.01
热量（千卡）		57		硒（微克）	1
膳食纤维(克)		0.5			

●食材档案

苹果 古称柰、苹婆。酸甜可口，营养丰富，人称"大夫第一药"。

●食性物语　苹果是心血管的保护神、心脏病患者的健康水果。苹果汁有强大的杀灭病毒的作用，多食可改善呼吸系统和肺功能，预防感冒，保护肺部免受污染和烟尘的影响。常闻苹果香味，能提神醒脑，缓解不良情绪。

● **食而有道**　吃苹果当细嚼慢咽，以利消化和减少疾病。饭前不宜食用。

● **食事求适**　婴幼儿、老人和病人非常适宜食用。孕妇每天吃 1 个苹果可以减轻孕期反应。冠心病、心肌梗死、肾炎及糖尿病患者切忌多食。

● **适可而止**　每天 1~2 个。

● **食林广记**　许多美国人把苹果作为瘦身必备食品，每周节食一天，这一天只吃苹果，号称"苹果日"。

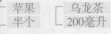

乌龙茶苹果汁 ▼

✓ **原材料**

| 苹果 | 乌龙茶 |
| 半个 | 200毫升 |

制作过程

❶将苹果削皮后切成苹果丁；❷将苹果丁和乌龙茶一起放入榨汁机榨汁。

水果干果

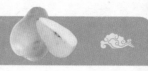

梨

维生素	A（微克）	100	三大营养素	蛋白质（克）	0.7
	B₁（毫克）	0.03		脂肪（克）	0.4
	B₂（毫克）	0.03		碳水化合物（克）	9.6
	B₆（毫克）	0.03	矿物质	钙（毫克）	3
	C（毫克）	4		铁（毫克）	0.7
	E（毫克）	1.46		磷（毫克）	11
	生物素（微克）	57		钾（毫克）	115
	胡萝卜素（毫克）	0.6		钠（毫克）	0.7
	叶酸（微克）	5		铜（毫克）	0.08
	泛酸（毫克）	0.09		镁（毫克）	10
	烟酸（毫克）	0.2		锌（毫克）	0.1
热量（千卡）		45		硒（微克）	0.98
膳食纤维（克）		2.1			

• 食材档案

梨 又称为快果、玉乳。因鲜嫩多汁，酸甜适口，又有"天然矿泉水"之称。

• 食性物语　能清心润肺，对肺结核、气管炎和上呼吸道感染的患者所出现的咽干、痒痛、音哑、痰稠等症状有疗效。可降低血压、养阴清热，高血压、心脏病、肝炎、肝硬化患者宜常食。能促进食欲，帮助消化，并有利尿通便和解热作用，可于高热之时补充水分和营养。煮熟的梨有助于肾脏排泄尿酸并预防痛风、风湿病和关节炎。

● **食而有道**　梨可以生吃或切片晒成梨干食用，还可以加冰糖，熬制成止咳的"秋梨膏"。

● **食事求适**　一般人都可食用，肝炎、肝硬化患者及肾功能不佳者尤其适合。脾胃虚寒者、发热的人宜用梨煮水服用。

● **适可而止**　每天 1 个。

健 康 食 疗

白萝卜雪梨橄榄汁 ▼

原材料

| 白萝卜 4片 | 雪梨 1只 | 橄榄 2个 | 饮用水 100毫升 |

制作过程

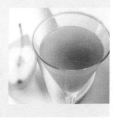

❶将白萝卜洗净后切成块状；将雪梨去皮去核，切成丁；将橄榄去核，取出果肉；❷将准备好的白萝卜、雪梨、橄榄和饮用水一起放入榨汁机榨汁。

水果干果

桃

● 营养指数　　（营养指数中的数值均为每百克食物的含量）

维生素	A（微克）	5	三大营养素	蛋白质（克）	0.6
	B₁（毫克）	0.01		脂肪（克）	0.1
	B₂（毫克）	0.03		碳水化合物（克）	8.8
	B₆（毫克）	0.02	矿物质	钙（毫克）	12
	C（毫克）	9		铁（毫克）	0.5
	E（毫克）	0.7		磷（毫克）	20
	生物素（微克）	45		钾（毫克）	144
	胡萝卜素（毫克）	0.06		钠（毫克）	1
	叶酸（微克）	5		铜（毫克）	0.04
	泛酸（毫克）	0.13		镁（毫克）	8
	烟酸（毫克）	0.7		锌（毫克）	0.15
热量（千卡）		38		硒（微克）	0.1
膳食纤维（克）		0.5			

● 食材档案

桃在中国是福寿祥瑞的象征，民间有"寿桃"和"仙桃"的美称。桃含有多种维生素和果酸以及钙、磷等矿物质。

● 食性物语　桃能补益气血、养阴生津，可用于大病之后、气血亏虚、面黄肌瘦、心悸气短者。含铁量较高，是缺铁性贫血病人的理想辅助食物。含钾多钠少，适合水肿病人食用。桃仁能活血化瘀、润肠通便，可用于闭经、跌打损伤等的辅助治疗。桃仁提取物可抗凝血、止咳、降血压。

● 食而有道　未成熟的桃、烂桃勿吃。忌与甲鱼同食。

● 食事求适　一般人均可食用。胃肠功能不良、糖尿病患者及老人、小孩不宜多吃。

● 适可而止　每次 1 个。

健康食疗

香蕉蜜桃牛奶果汁 ▼

`原材料`

| 香蕉 | 蜜桃 | 牛奶 |
| 1根 | 1个 | 200毫升 |

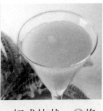

`制作过程`

❶剥去香蕉的皮和果肉上的果络，切成块状；❷将蜜桃洗净去核，切成块状；❸将香蕉、蜜桃和牛奶一起放入榨汁机榨汁。

水果干果

杏

● **营养指数**　　（营养指数中的数值均为每百克食物的含量）

维生素	A（微克）	75	三大营养素	蛋白质（克）	0.9
	B₁（毫克）	0.02		脂肪（克）	0.1
	B₂（毫克）	0.03		碳水化合物（克）	7.8
	B₆（毫克）	0.05	矿物质		
	C（毫克）	4		钙（毫克）	14
	E（毫克）	0.95		铁（毫克）	0.6
	生物素（微克）	11		磷（毫克）	15
	胡萝卜素（毫克）	1.15		钾（毫克）	226
	叶酸（微克）	2		钠（毫克）	2.3
	泛酸（毫克）	0.3		铜（毫克）	0.11
	烟酸（毫克）	0.6		镁（毫克）	11
热量（千卡）		36		锌（毫克）	0.2
膳食纤维（克）		1.3		硒（微克）	0.2

● **食材档案**

杏也叫甜梅、叭达杏。其果肉黄软，香气扑鼻，酸甜多汁。杏仁分苦、甜两种，甜者可做凉菜或休闲小吃；苦者一般入药，有小毒（中药毒性分大毒、有毒、小毒、微毒四级），不可多吃。

● **食性物语** 　未成熟的杏中含有较多黄酮类，可预防心脏病，常食对心脏病患者有一定好处。杏是维生素 B_{17} 含量最丰富的果品，此种抗癌物质只对癌细胞有杀灭作用，对正常健康的细胞无任何毒害。

● **食而有道** 　未成熟的杏不可生吃。杏不宜多食，否则易发生组织细胞窒息，严重者会导致死亡。

● **食事求适** 　一般人都可食用。产妇、幼儿、病人、糖尿病患者不宜食用。

● **适可而止** 　每次约 50 克。

健康食疗 🥣

红薯香蕉杏仁汁 ▼

原材料

| 红薯 半个 | 香蕉 1根 | 杏仁 适量 | 牛奶 200毫升 |

制作过程

❶将红薯洗净去皮，切成丁；❷剥去香蕉的皮和果肉上的果络，切成块状；❸将准备好的红薯、香蕉、杏仁和牛奶一起放入榨汁机榨汁。

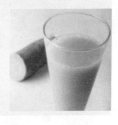

水果干果

李子

营养指数　　（营养指数中的数值均为每百克食物的含量）

维生素	A（微克）	25	三大营养素	蛋白质（克）	0.7
	B₁（毫克）	0.03		脂肪（克）	0.2
	B₂（毫克）	0.02		碳水化合物（克）	7.8
	B₆（毫克）	0.04	矿物质	钙（毫克）	8
	B₁₂（微克）	2.7		铁（毫克）	0.6
	C（毫克）	5		磷（毫克）	11
	E（毫克）	0.74		钾（毫克）	144
	生物素（微克）	23		钠（毫克）	3.8
	胡萝卜素（毫克）	0.15		铜（毫克）	0.04
	叶酸（微克）	37		镁（毫克）	10
	泛酸（毫克）	0.14		锌（毫克）	0.14
	烟酸（毫克）	0.4		硒（微克）	0.23
热量（千卡）		36	膳食纤维（克）		0.9

食材档案

李子 饱满圆润，玲珑剔透，形态美艳，口味甘甜，可鲜食，可制罐头或果脯。

食性物语　常食李子，可保养肝脏，促进血红蛋白再生，美白肌肤。中医认为，李子味甘酸、性凉，具有清肝涤热、生津液、利小便之功效，特别适合治疗胃阴不足、口渴咽干、大腹水肿、小便不利等症状。

● 食而有道　未熟透的李子不要吃。不宜多食。不宜与蜂蜜、鸭蛋一同食用。

● 食事求适　一般人都可食用。李子的果酸含量高，过量食用易引起胃痛。

● 适可而止　每次约 60 克。

健 康 食 疗

无花果李子汁 ▼

原材料

| 无花果 4个 | 李子 4个 | 猕猴桃 1个 | 饮用水 200毫升 |

制作过程

❶将无花果去皮，切成块状；将李子洗净去核，取出果肉；将猕猴桃去皮，切成块状；

❷将准备好的无花果、李子、猕猴桃和饮用水一起放入榨汁机榨汁。

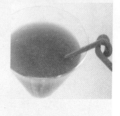

水果干果

葡萄

● 营养指数

（营养指数中的数值均为每百克食物的含量）

维生素	A（微克）	5	三大营养素	蛋白质（克）	0.3
	B₁（毫克）	0.05		脂肪（克）	0.4
	B₂（毫克）	0.03		碳水化合物(克)	0.2
	B₆（毫克）	0.04	矿物质	钙（毫克）	11
	C（毫克）	4		铁（毫克）	0.2
	E（毫克）	0.34		磷（毫克）	7
	生物素（微克）	44		钾（毫克）	124
	胡萝卜素(毫克)	0.13		钠（毫克）	0.5
	叶酸（微克）	4		铜（毫克）	0.1
	泛酸（毫克）	0.1		镁（毫克）	6
	烟酸（毫克）	0.2		锌（毫克）	0.02
				硒（微克）	0.5
热量（千卡）		4	膳食纤维(克)		1.8

● 食材档案

葡萄原产西亚，西汉张骞出使西域时带回中原。含糖、矿物质、维生素及多种具有生理功能的物质。

● 食性物语

葡萄所含的糖主要是葡萄糖，易为人体吸收，低血糖时及时饮用葡萄汁可迅速缓解症状。

它能阻止血栓形成，降低血清胆固醇水平、血小板凝聚力，对预防心脑血管病有一定作用。所含类黄酮乃强力抗氧化剂，能抗衰老、清除体内自由基。适当多吃葡萄，能健脾胃，防止健康细胞癌变及癌细胞扩散。葡萄汁还可以帮助器官移植手术患者减少排异反应。

● **食而有道** 食后不能立刻喝水，否则易腹泻。当连皮吃，因很多营养成分都存于皮中。不宜与水产品同食，间隔4小时以上为宜。

● **食事求适** 贫血、高血压、水肿、神经衰弱、疲劳的人可适当多吃。葡萄干含糖、铁较多，适合儿童、妇女、体弱贫血者作为补品食用。糖尿病患者忌食。

● **适可而止** 每天约100克。

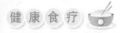
健康食疗

香蕉葡萄汁 ▼

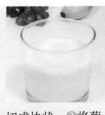

▼原材料

| 香蕉 | 葡萄 | 饮用水 |
| 1根 | 6颗 | 200毫升 |

制作过程

❶将香蕉去皮和果肉上的果络，切成块状；❷将葡萄去皮去子，取出果肉；❸将准备好的香蕉、葡萄和饮用水一起放入榨汁机榨汁。

水果干果

香蕉

营养指数　　(营养指数中的数值均为每百克食物的含量)

维生素	A（微克）	56	三大营养素	蛋白质（克）	1.5
	B₁（毫克）	0.02		脂肪（克）	0.2
	B₂（毫克）	0.04		碳水化合物（克）	20.3
	B₆（毫克）	0.38	矿物质	钙（毫克）	32
	C（毫克）	3		铁（毫克）	0.4
	E（毫克）	0.5		磷（毫克）	31
	生物素（微克）	76		钾（毫克）	472
	胡萝卜素（毫克）	60		钠（毫克）	0.4
	叶酸（微克）	26		铜（毫克）	0.14
	泛酸（毫克）	0.7		镁（毫克）	43
	烟酸（毫克）	0.7		锌（毫克）	0.17
				硒（微克）	0.87
热量（千卡）		89	膳食纤维（克）		1.1

食材档案

香蕉盛产于热带、亚热带，营养高、热量低，含有丰富的蛋白质、糖、钾、磷、维生素 A 和维生素 C 以及膳食纤维。

● **食性物语**　香蕉含有一种能帮助人体制造"开心激素"的氨基酸，食用后可减轻心理压力，睡前食用还有镇静作用。经常食用香蕉，能预防中风和高血压，治疗手足皮肤皲裂，帮助消化，健脑。

● **食而有道**　有黑色斑点的香蕉在室温下极易滋生细菌，最好丢弃。

● **食事求适**　老少皆宜。胃酸过多、急性肾炎、慢性肾炎、肾功能不佳者勿食；胃痛、消化不良、腹泻者少食。

● **适可而止**　每天 1~2 根。

健康食疗

杧果香蕉牛奶 ▼

原材料

[杧果
半个] [香蕉
1根] [牛奶
200毫升]

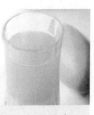

制作过程

❶将杧果去皮，取出果肉；❷将香蕉去皮和果肉上的果络，切成块状；❸将准备好的杧果、香蕉和牛奶一起放入榨汁机榨汁。

水果干果

草莓

● 营养指数

（营养指数中的数值均为每百克食物的含量）

维生素	A（微克）	2	三大营养素	蛋白质（克）	0.8
	B₁（毫克）	0.03		脂肪（克）	0.1
	B₂（毫克）	0.03		碳水化合物(克)	5.2
	B₆（毫克）	0.04	矿物质	钙（毫克）	15
	C（毫克）	35		铁（毫克）	2.2
	E（毫克）	0.4		磷（毫克）	27
	生物素（微克）	155		钾（毫克）	170
	胡萝卜素(毫克)	0.01		钠（毫克）	6.5
	叶酸（微克）	90		铜（毫克）	0.04
	泛酸（毫克）	0.33		镁（毫克）	12
	烟酸（毫克）	0.4		锌（毫克）	0.11
				硒（微克）	0.7
热量（千卡）		26	膳食纤维(克)		1.6

● 食材档案

草莓也叫红莓、地莓，台湾等地区称为士多啤梨。它外观呈心形，鲜美红嫩，果肉多汁，酸甜可口，香味浓郁，人称"果中皇后"。

● 食性物语 草莓的营养成分易消化吸收，多吃不会受凉或上火。所含胡萝卜素是合成维生素 A 的重要物质，有明目养肝的作用。常食草莓能预防便秘和坏血病，调理胃肠道，防治动脉硬化和冠心病，防癌，减肥。草莓性凉味酸，具有润肺生津、清热凉血、健脾解酒等功效。

● 食而有道 用淡盐水浸泡 10 分钟，能杀菌且易洗净。

● 食事求适 老少皆宜。尿路结石病人不宜多食。

● 适可而止 每次 10 颗。

健康食疗

菠萝草莓橙汁 ▼

原材料

| 菠萝 | 草莓 | 橙子 | 饮用水 |
| 2片 | 8颗 | 1个 | 200毫升 |

制作过程

❶将菠萝、草莓洗净，切成块状；❷将橙子去皮，分开；❸将准备好的菠萝、草莓、橙子和饮用水一起放入榨汁机榨汁。

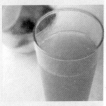

水果干果

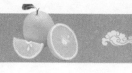

橙子

（营养指数中的数值均为每百克食物的含量）

维生素	A（微克）	27	三大营养素	蛋白质（克）	0.8
	B₁（毫克）	0.05		脂肪（克）	0.2
	B₂（毫克）	0.04		碳水化合物（克）	10.5
	B₆（毫克）	0.06	矿物质	钙（毫克）	20
	C（毫克）	33		铁（毫克）	0.4
	E（毫克）	0.56		磷（毫克）	22
	生物素（微克）	61		钾（毫克）	159
	P（毫克）	500		钠（毫克）	1.2
	胡萝卜素（毫克）	0.16		铜（毫克）	0.03
	叶酸（微克）	34		镁（毫克）	14
	泛酸（毫克）	0.28		锌（毫克）	0.14
	烟酸（毫克）	0.3		硒（微克）	0.31
热量（千卡）		47	膳食纤维克）		0.6

B_1（毫克）0.05、B_2（毫克）0.04、B_6（毫克）0.06

● 食材档案

橙子 种类很多，颜色鲜艳，酸甜可口，富含维生素C、钙、磷、钾、β-胡萝卜素，人称"疗疾佳果"。

● 食性物语 橙汁含有类黄酮和柠檬素，可促进体内高密度脂蛋白增加，并运送"坏"的低密度脂蛋白到体外，所以每天喝数杯橙汁可降低患心脏病的概率。常食橙子能有效预防胆囊疾病。橙子的气味有利于缓解女性心理压力，对男性作用却不大。服药期间吃一些橙子或饮橙汁，可增加机体对药物的吸收。

食而有道 空腹时不宜食用。吃橙子前后 1 小时内不宜喝牛奶。橙皮上一般有保鲜剂，不宜用来泡水。

食事求适 一般人均宜。

适可而止 每天 1~3 个，过多会引起手、足乃至全身皮肤变黄。

健康食疗

苹果莲藕橙子汁 ▼

原材料

| 苹果 | 莲藕 | 橙子 | 饮用水 |
| 1个 | 6厘米 | 1个 | 200毫升 |

制作过程

❶将苹果洗净去核，切成块状；将橙子去皮，分开；将莲藕洗净去皮，切成丁；❷将准备好的苹果、莲藕、橙子和饮用水一起放入榨汁机榨汁。

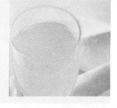

水果干果

橘子

● 营养指数 （营养指数中的数值均为每百克食物的含量）

维生素			三大营养素		
	A（微克）	227		蛋白质（克）	0.8
	B₁（毫克）	0.05		脂肪（克）	0.4
	B₂（毫克）	0.04		碳水化合物（克）	8.9
	B₆（毫克）	0.05	矿物质	钙（毫克）	35
	C（毫克）	33		铁（毫克）	0.2
	E（毫克）	0.45		磷（毫克）	18
	生物素（微克）	62		钾（毫克）	177
	P（毫克）	350		钠（毫克）	1.3
	胡萝卜素(毫克)	1066		铜（毫克）	0.07
	叶酸（微克）	13		镁（毫克）	16
	泛酸（毫克）	0.05		锌（毫克）	1
	烟酸（毫克）	0.2		硒（微克）	0.45
热量（千卡）		42	膳食纤维（克）		1.4

● 食材档案

橘子 颜色鲜艳，酸甜可口。

● 食性物语　　橘子富含维生素 C 与柠檬酸，可美容并消除疲劳。常食橘子，能降低患冠心病、高血压、糖尿病、痛风的概率。橘皮苷能加强毛细血管韧性，降血压，扩张心脏的冠状动脉。鲜橘汁中含"诺米灵"，它能使致癌化学物质分解，抑制和阻断癌细胞的生长，阻止致癌物对细胞核的损伤。

● 食而有道　空腹时不宜食用。

● 食事求适　所有人都适合食用。肠胃功能欠佳者不宜多食。

● 适可而止　每天 1~3 个，过多会"上火"，从而促发口腔炎、牙周炎等症，亦会出现皮肤变黄等症状。

健康食疗

菠菜橘子汁 ▼

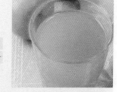

原材料

菠菜	橘子	饮用水
2棵	1个	200毫升

制作过程

❶将菠菜洗净切碎；❷将橘子去皮，分开；❸将准备好的菠菜、橘子和饮用水一起放入榨汁机榨汁。

水果干果

柚子

　（营养指数中的数值均为每百克食物的含量）

维生素	A（微克）	2	**三大营养素**	蛋白质（克）	0.8
	B₁（毫克）	0.07		脂肪（克）	0.2
	B₂（毫克）	0.1		碳水化合物(克)	9.1
	B₆（毫克）	0.09	**矿物质**	钙（毫克）	12
	C（毫克）	110		铁（毫克）	0.3
	E（毫克）	3.4		磷（毫克）	24
	生物素(微克)	33		钾（毫克）	119
	P（毫克）	480		钠（毫克）	3
	胡萝卜素(毫克)	0.1		铜（毫克）	0.18
	叶酸（微克）	21		镁（毫克）	4
	泛酸（毫克）	0.5		锌（毫克）	0.4
	烟酸（毫克）	0.89		硒（微克）	3.02
热量（千卡）		41	**膳食纤维克**		0.4

● 食材档案

柚子也叫文旦、香抛。盛产于福建、广东等地。它味道酸甜略苦，富含维生素C及其他营养成分。

● 食性物语　　柚子含天然果胶，能降低血液中的胆固醇。所含维生素P能强化皮肤毛细孔功能，加速复原受伤的皮肤组织功能；天然叶酸可预防贫血症状发生，促进胎儿发育；胰岛素成分能降低血糖。经常食用柚子可降低呼吸器官系统患病的概率，帮助身体更容易吸收钙、铁，增强体质。柚子含钾却几乎不含钠，是心脑血管病及肾脏病患者的最佳食疗水果。

● **食而有道** 太苦的柚子不宜吃。

● **食事求适** 一般人都可食用。身体虚寒者当少食。服药期间不宜食用。

● **适可而止** 每次1大瓣（约50克）。

健康食疗

苹果葡萄柚汁 ▼

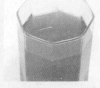

▼ **原材料**

| 苹果 | 柚子 | 饮用水 |
| 1个 | 2片 | 200毫升 |

制作过程

❶将苹果洗净去核，切成块状；❷将柚子去皮，切成块状；❸将准备好的苹果、柚子和饮用水一起放入榨汁机榨汁。

水果干果

西瓜

（营养指数中的数值均为每百克食物的含量）

维生素	A（微克）	180	三大营养素	蛋白质（克）	0.5
	B₁（毫克）	0.03		脂肪（克）	0
	B₂（毫克）	0.04		碳水化合物（克）	8.1
	B₆（毫克）	0.07	矿物质	钙（毫克）	13
	C（毫克）	10		铁（毫克）	0.2
	E（毫克）	0.1		磷（毫克）	8
	生物素（微克）	22		钾（毫克）	120
	胡萝卜素（毫克）	1.08		钠（毫克）	2.3
	叶酸（微克）	3		铜（毫克）	0.02
	泛酸（毫克）	0.2		镁（毫克）	11
	烟酸（毫克）	0.22		锌（毫克）	0.05
				硒（微克）	0.08
热量（千卡）		34	膳食纤维（克）		0.2

西瓜 又叫水瓜、寒瓜、夏瓜。味甘甜多汁，清爽解渴，不含脂肪和胆固醇，却含有人体所需的几乎各种营养成分。

● 食性物语　西瓜内含大量水分，可清热解暑，除烦止渴。所含糖、盐能利尿并消除肾脏炎症。蛋白酶能将不溶性蛋白质转化为可溶的蛋白质。吃西瓜后尿量会明显增加，从而减少胆色素含量，还可使大便通畅，对治疗黄疸有一定作用。新鲜的西瓜汁和鲜嫩的瓜皮可增加皮肤弹性，减少皱纹。

● 食而有道　冬季不宜多吃。刚从冰箱里拿出来的西瓜勿食。

● 食事求适　一般人都可以吃。糖尿病患者慎食；心衰或肾炎患者，脾胃虚寒、消化不良及有胃肠道疾患的人应少吃。

● 适可而止　每次约200克，过多会冲淡胃液，影响消化。

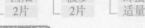

健康食疗

西瓜菠萝蜂蜜汁 ▼

原材料

| 西瓜 2片 | 菠萝 2片 | 蜂蜜 适量 |

制作过程

❶将西瓜去皮去子切成块状；将菠萝片切成丁；
❷将切好的西瓜和菠萝一起放入榨汁机榨汁；在榨好的果汁内加入适量蜂蜜搅拌均匀即可。

水果干果

哈密瓜

● 营养指数　（营养指数中的数值均为每百克食物的含量）

维生素	A（微克）	153	三大营养素	蛋白质（克）	0.5
	B₁（毫克）	0.05		脂肪（克）	0.1
	B₂（毫克）	0.01		碳水化合物(克)	7.7
	B₆（毫克）	0.11	矿物质	钙（毫克）	4
	C（毫克）	35		铁（毫克）	0.3
	E（毫克）	0.2		磷（毫克）	19
	生物素(微克)	34		钾（毫克）	190
	胡萝卜素(毫克)	0.92		钠（毫克）	26.7
	叶酸（微克）	24		铜（毫克）	0.01
	泛酸（毫克）	0.16		镁（毫克）	19
	烟酸（毫克）	0.8		锌（毫克）	0.13
				硒（微克）	1.1
热量（千卡）		34	膳食纤维(克)		0.2

● 食材档案

哈密瓜 古称甜瓜、甘瓜。味甘如蜜，奇香袭人。

● 食性物语　　夏季解暑佳品，能清凉消暑、除烦热、生津止渴。食用哈密瓜对人体造血功能有显著的促进作用，可作为贫血的食疗之品。中医认为它有疗饥、利便、益气、清肺热和止咳的功效，适宜于肾病、胃病、咳嗽痰喘、贫血和便秘患者食用。

● **食而有道** 受伤的瓜极易变质腐烂。

● **食事求适** 一般人皆可食用。脚气病、黄疸、腹胀、便溏、寒性咳喘患者以及产后、病后的人不宜食用；糖尿病患者慎食。食用过多易引起腹泻。

● **适可而止** 每次约 90 克。

健康食疗

哈密瓜草莓牛奶果汁 ▼

原材料

| 哈密瓜 2片 | 草莓 4颗 | 牛奶 200毫升 |

制作过程

❶将哈密瓜去皮去瓤，切成块状；❷将草莓去蒂洗净，切成块状；❸将切好的哈密瓜、草莓和牛奶一起放入榨汁机榨汁。

水果干果

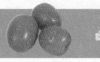

枣

（营养指数中的数值均为每百克食物的含量）

	A（微克）	2	三大营养素	蛋白质（克）	1.4
	B₁（毫克）	0.06		脂肪（克）	0.06
	B₂（毫克）	0.05		碳水化合物(克)	33.1
维生素	B₆（毫克）	0.14	矿物质	钙（毫克）	16
	C（毫克）	297		铁（毫克）	0.7
	E（毫克）	0.1		磷（毫克）	51
	生物素(微克)	16		钾（毫克）	127
	胡萝卜素(毫克)	0.01		钠（毫克）	7
	叶酸（微克）	140		铜（毫克）	0.06
	泛酸（毫克）	1.6		镁（毫克）	25
	烟酸（毫克）	0.85		锌（毫克）	1.82
热量（千卡）		139		硒（微克）	1.02
膳食纤维(克)		2.4			

食材档案

枣又名红枣。"五果"（桃、李、梅、杏、枣）之一，维生素含量颇高。

食性物语 枣含有抑制癌细胞物质，常食能提高人体免疫力，抑制癌细胞。所含芦丁能软化血管，降低血压。枣能促进白细胞生成，降低血清胆固醇，提高血清白蛋白，保护肝脏。鲜枣富含维生素C，能使体内多余的胆固醇转变为胆汁酸，从而减少结石形成的概率。枣含钙、铁，能防治骨质疏松和贫血。

● **食而有道**　生枣皮不易消化，勿食。炖汤时应连皮一起烹调。烂枣勿食，易出现头晕、视力障碍等中毒反应。

● **食事求适**　中老年人、青少年、女性、病人宜食。有宿疾者应慎食，脾胃虚寒者不宜多吃。

● **适可而止**　每天5颗，过多食用会引起胃酸过多和腹胀。

健康食疗

南瓜红枣汁 ▼

原材料

| 南瓜 | 红枣 | 蜂蜜 | 饮用水 |
| 2片 | 6颗 | 适量 | 200毫升 |

制作过程

❶将南瓜洗净去皮，切成块状；❷将准备好的南瓜、红枣和饮用水一起放入榨汁机榨汁；❸在榨汁的果汁内加入适量蜂蜜搅拌均匀即可。

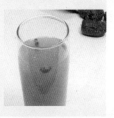

水果干果

荔枝

● 营养指数　　（营养指数中的数值均为每百克食物的含量）

维生素	A（微克）	2	三大营养素	蛋白质（克）	0.7
	B₁（毫克）	0.02		脂肪（克）	0.6
	B₂（毫克）	0.06		碳水化合物(克)	13.3
	B₆（毫克）	0.09	矿物质	钙（毫克）	6
	C（毫克）	36		铁（毫克）	0.5
	E（毫克）	0.1		磷（毫克）	34
	生物素(微克)	12		钾（毫克）	193
	胡萝卜素(毫克)	0.01		钠（毫克）	1.7
	叶酸（微克）	100		铜（毫克）	0.16
	泛酸（毫克）	1		镁（毫克）	12
	烟酸（毫克）	0.7		锌（毫克）	0.17
				硒（微克）	0.14
热量（千卡）		61	膳食纤维(克)		0.5

● 食材档案

荔枝 乃果中佳品，味道鲜美甘甜，口感软韧，富含糖分、蛋白质及多种维生素。

● 食性物语　　荔枝富含维生素，常食能促进微细血管的血液循环，防止雀斑的发生，令皮肤更加光滑。荔枝还能补脑健身，开胃益脾，促进食欲。

● **食而有道** 一次食用不宜过多，也不宜连续多食，尤其是老人、儿童和糖尿病患者。

● **食事求适** 产妇、老人、体质虚弱者、病后调养者、贫血、胃寒和口臭者十分适合。有上火症状者不宜食用。大量食用会出现血糖下降、口渴、出汗、头晕、腹泻，甚至出现昏迷和循环衰竭等症，人称"荔枝病"。

● **适可而止** 每天 5 颗左右。

健康食疗

荔枝柠檬汁 ▼

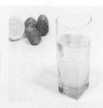

原材料

| 荔枝 | 柠檬 | 饮用水 |
| 10颗 | 2片 | 200毫升 |

制作过程

❶将荔枝去壳去核，取出果肉；❷将柠檬洗净切成块状；❸将准备的荔枝、柠檬和饮用水一起放入榨汁机榨汁。

水果干果

龙眼

● **营养指数**　（营养指数中的数值均为每百克食物的含量）

维生素	A（微克）	106	三大营养素	蛋白质（克）	1.2
	B₁（毫克）	0.01		脂肪（克）	0.1
	B₂（毫克）	0.14		碳水化合物（克）	16.2
	B₆（毫克）	0.2	矿物质	钙（毫克）	6
	C（毫克）	43		铁（毫克）	0.2
	生物素（微克）	20		磷（毫克）	30
	胡萝卜素（毫克）	0.02		钾（毫克）	248
	叶酸（微克）	20		钠（毫克）	3.9
	烟酸（毫克）	1.3		铜（毫克）	0.1
				镁（毫克）	10
热量（千卡）		70		锌（毫克）	0.4
膳食纤维（克）		0.4		硒（微克）	0.83

● **食材档案**

龙眼 亦名桂圆、益智、骊珠等。因种子圆黑光泽，种脐突起呈白色，看似"龙眼"而得名。新鲜龙眼肉质极嫩，汁多甜蜜，烘成干果后即为中药里的桂圆。

● **食性物语**　龙眼是健脾益智的传统食物，有补血安神、健脑益智、补养心脾的功效，对失眠、心悸、神经衰弱、记忆力减退、贫血有较好的疗效。研究表明，龙眼对子宫癌细胞的抑制率超过90%，妇女更年期应适当吃些龙眼。龙眼有补益作用，对病后需要调养及体质虚弱的人有辅助疗效。

● **食而有道** 变味果粒勿吃。疯人果也叫龙荔，形似龙眼，外壳平滑无鳞斑状，有毒，购买时应注意。

● **食事求适** 体弱者、妇女最适宜食用。龙眼属温热食物，多食易滞气，有上火发炎症状的人不宜食用。

● **适可而止** 每天5颗左右。

健康食疗

龙眼枣泥汁 ▼

原材料

| 龙眼 6颗 | 大枣 6颗 | 饮用水 200毫升 |

制作过程

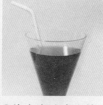

❶将龙眼去皮去核，去除果肉；❷将大枣洗净去核（也可购买市场上的无核枣）；❸将准备好的龙眼、大枣和饮用水一起放入榨汁机榨汁。

水果干果

杧果

● 营养指数　　（营养指数中的数值均为每百克食物的含量）

维生素	A（微克）	1342	三大营养素	蛋白质（克）	0.6
	B₁（毫克）	0.01		脂肪（克）	0.2
	B₂（毫克）	0.04		碳水化合物（克）	7
	B₆（毫克）	0.13	矿物质	钙（毫克）	15
	C（毫克）	23		铁（毫克）	0.2
	E（毫克）	1.21		磷（毫克）	11
	生物素（微克）	12		钾（毫克）	138
	P（微克）	120		钠（毫克）	2.8
	胡萝卜素（毫克）	8.05		铜（毫克）	0.06
	叶酸（微克）	84		镁（毫克）	14
	泛酸（毫克）	0.22		锌（毫克）	0.09
	烟酸（毫克）	0.3		硒（微克）	1.44
热量（千卡）		32	膳食纤维（克）		1.3

● 食材档案

杧果又名檬果，热带水果之王。它外形多样，皮色多种，果肉酸甜不一，有香气，汁水多而果核大。

● 食性物语　　杧果的胡萝卜素含量特别高，有益于视力，能润泽皮肤。杧果苷物质能延缓细胞衰老、提高脑功能，可明显提高红细胞过氧化氢酶活力并降低红细胞血红蛋白。杜果酮酸等化合物有抗癌的药理作用。食用杜果可祛痰止咳，增加胃肠蠕动，防治结肠癌。

● **食而有道** 杜果是富含蛋白质的水果，多吃易饱。避免与大蒜等辛辣食物同食。

● **食事求适** 一般人都可食用。过敏体质者慎食；皮肤病、肿瘤、糖尿病患者忌食。过多食用会对肾脏造成损害。

● **适可而止** 每天1个（约100克）。

健 康 食 疗

杜果柚子汁 ▼

原材料

| 杜果 1个 | 柚子 半个 | 蜂蜜 适量 | 饮用水 200毫升 |

制作过程

❶将杜果去皮去核，切成块状；将柚子去皮，切成块状；❷将切好的杜果、柚子和饮用水一起放入榨汁机榨汁；在榨好的果汁内加入适量蜂蜜搅匀。

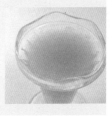

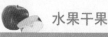 水果干果

猕猴桃

● 营养指数

（营养指数中的数值均为每百克食物的含量）

维生素	A（微克）	66	三大营养素	蛋白质（克）	1
	B₁（毫克）	0.01		脂肪（克）	0.1
	B₂（毫克）	0.02		碳水化合物（克）	13.5
	B₆（毫克）	0.12	矿物质	钙（毫克）	32
	C（毫克）	652		铁（毫克）	0.3
	E（毫克）	1.3		磷（毫克）	42
	生物素（微克）	33		钾（毫克）	144
	胡萝卜素（毫克）	35		钠（毫克）	3.3
	叶酸（微克）	36		铜（毫克）	1.87
	泛酸（毫克）	0.29		镁（毫克）	12
	烟酸（毫克）	0.29		锌（毫克）	0.57
				硒（微克）	0.28
热量（千卡）		53	膳食纤维（克）		2.5

● 食材档案

猕猴桃 又名毛桃、藤梨、猕猴梨，因猕猴喜食而得名。维生素 C 含量极高，被誉为"维 C 之王"。

● 食性物语

猕猴桃富含维生素 C，能有效抑制硝

化反应，防止癌症发生，常吃烧烤食物的人宜多食。含有血清促进素，具有稳定情绪、镇静心情的作用。所含天然肌醇有助于脑部活动，能帮助忧郁之人走出情绪低谷。有良好的膳食纤维，能降低胆固醇，促进心脏健康，帮助消化，防止便秘。猕猴桃味甘酸、性寒，能够解热除烦，止渴利尿。

● **食而有道** 食用后不能立即喝牛奶或吃其他乳制品，以免出现腹泻症状。

● **食事求适** 一般人都可以食用。脾胃虚寒者少食。

● **适可而止** 成人每天 1 个。

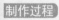
健 康 食 疗

猕猴桃蜂蜜汁 ▼

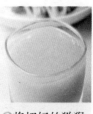

▼ 原材料

| 猕猴桃 | 蜂蜜 | 饮用水 |
| 2个 | 适量 | 200毫升 |

制作过程

❶将猕猴桃去皮，洗净切成块状；❷将切好的猕猴桃和饮用水一起放入榨汁机榨汁；❸在榨好的果汁内放入适量蜂蜜搅拌均匀即可。

水果干果

菠萝

（营养指数中的数值均为每百克食物的含量）

维生素	A（微克）	33	三大营养素	蛋白质（克）	0.4
	B₁（毫克）	0.08		脂肪（克）	0.3
	B₂（毫克）	0.02		碳水化合物(克)	9
	B₆（毫克）	0.08	矿物质	钙（毫克）	18
	C（毫克）	24		铁（毫克）	0.5
	生物素(微克)	51		磷（毫克）	28
	胡萝卜素（毫克）	0.08		钾（毫克）	147
	叶酸（微克）	11		钠（毫克）	0.8
	泛酸（毫克）	0.28		铜（毫克）	0.07
	烟酸（毫克）	0.2		镁（毫克）	8
热量（千卡）		42		锌（毫克）	0.14
膳食纤维(克)		0.4		硒（微克）	0.24

• 食材档案

菠萝 也叫凤梨。盛产于热带、亚热带，果形美观，汁多味甜，有特殊香味。

• 食性物语　　含有"菠萝朊酶"，能分解蛋白质，食用肉类或油腻食物后宜吃些菠萝；能溶解阻塞于组织中的纤维蛋白和血凝块，改善局部血液循环，消除炎症和水肿。菠萝所含糖、盐类和酶有利尿作用，适当食用对肾炎、高血压病患者有益。

● **食而有道** 去皮切成片后，于淡盐水里浸泡30分钟，再用凉开水浸洗后食用。

● **食事求适** 除溃疡病、肾脏病患者及凝血功能障碍者均可食用。发热、湿疹、疔疮患者不宜多吃。

● **适可而止** 每次约100克。

● **食林广记** 家里装修后，把菠萝放在室内可吸附异味，但这样的菠萝不能再食用。

健康食疗

猕猴桃西蓝花菠萝汁 ▼

原材料

| 猕猴桃 2个 | 西蓝花 2朵 | 菠萝 2片 | 饮用水 200毫升 |

制作过程

❶将猕猴桃去皮洗净，切成块状；将西蓝花洗净在水中焯一下，切碎；将菠萝洗净切成块状；❷将准备好的猕猴桃、西蓝花、菠萝和饮用水一起放入榨汁机榨汁。

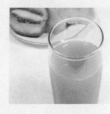

水果干果

山楂

● 营养指数 　　（营养指数中的数值均为每百克食物的含量）

维生素	A（微克）	8	三大营养素	蛋白质（克）	0
	B₁（毫克）	0.02		脂肪（克）	1.5
	B₂（毫克）	0.01		碳水化合物(克)	20.7
	C（毫克）	19	矿物质	钙（毫克）	162
	E（毫克）	7.32		铁（毫克）	0.8
	生物素（微克）	52		磷（毫克）	24
	胡萝卜素(微克)	0.05		钾（毫克）	299
	烟酸（毫克）	0.4		钠（毫克）	0.9
				铜（毫克）	0.11
				镁（毫克）	19
热量（千卡）		98		锌（毫克）	0.02
膳食纤维(克)		2.9		硒（微克）	1.22

● 食材档案

山楂 也叫山里红、红果、胭脂果。有很高的营养和医疗价值。

● 食性物语　　常食山楂，能扩张血管、增加冠脉血流量，防治心血管疾病和老年性心脏病；活血化瘀，帮助解除局部瘀血状态，辅助治疗跌打损伤。山楂所含的黄酮类和维生素 C、胡萝卜素等物质能阻断并减少自由基的生成，可增强机体的免疫力，防老抗癌。山楂对子宫有收缩作用，孕妇临产时有催生之效。山楂还能开胃消食。

● 食而有道　山楂味酸，加热后会变得更酸，食用后当立即漱口刷牙。市场上的山楂小食品含糖很多，应少吃。

● 食事求适　一般人都可以吃，牙齿怕酸的人可食山楂糕等山楂制品。孕妇勿食，若食可能诱发流产；脾胃虚弱者、血糖过低者、儿童少食。

● 适可而止　每次 3~4 个。

健康食疗 🍵

山楂柠檬蓝莓汁 ▼

原材料

| 山楂 4颗 | 柠檬 2片 | 蓝莓 4颗 |

制作过程

❶将山楂洗净去核；❷将柠檬洗净切成块状；❸将蓝莓洗净去皮去核，取出果肉。❹将准备好的山楂、蓝莓和柠檬一起放入榨汁机加适量饮用水榨汁即可。

水果干果

椰子

营养指数

（营养指数中的数值均为每百克食物的含量）

维生素	A（微克）	21	三大营养素	蛋白质（克）	4
	B₁（毫克）	0.01		脂肪（克）	12.1
	B₂（毫克）	0.01		碳水化合物（克）	26.6
	C（毫克）	6	矿物质	钙（毫克）	2
	生物素（微克）	26		铁（毫克）	1.8
	叶酸（微克）	1		磷（毫克）	90
	烟酸（毫克）	0.5		钾（毫克）	475
				钠（毫克）	55.6
				铜（毫克）	0.19
				镁（毫克）	65
热量（千卡）		231		锌（毫克）	0.92
膳食纤维（克）		4.7		硒（微克）	6.21

食材档案

椰子 是热带水果，椰汁清如水甜如蜜，饮之甘甜可口；椰肉芳香滑脆，柔若奶油。果实越成熟所含蛋白质和脂肪越多。

食性物语

椰肉的含油量约为 35%，油中的主要

成分为癸酸、棕榈酸、油酸、月桂酸、脂肪酸、游离脂肪酸及多种甾醇物质，有补充机体营养、美容、防治皮肤病的作用。椰汁能清凉消暑、生津止渴，强心、利尿、驱虫、止呕止泻；椰肉能补益脾胃、杀虫消疳。

• 食而有道 椰肉炖汤补益功效更加显著。椰汁离开椰壳味道则变，上午倒出的椰汁较甜，下午较淡。

• 食事求适 一般人都可以食用。体内热盛、长期睡眠不佳、爱吃煎炸食物者少食或不食。

• 适可而止 椰汁每次 1 杯（约 150 毫升），椰肉每次约 30 克。

健康食疗

杧果椰子香蕉汁 ▼

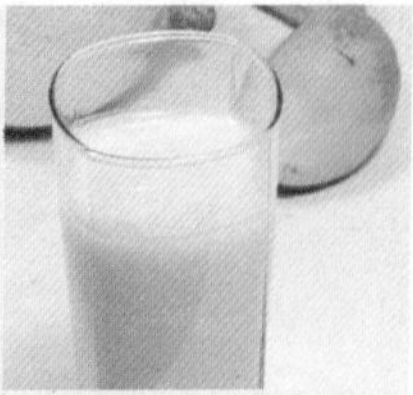

原材料

杧果 1个　椰子 1个　香蕉 1根

制作过程

①将杧果去皮去核，切成块状；用刀从椰子上端戳向内果皮，使其芽眼薄膜破开，倒出浆液；②剥去香蕉的皮和果肉上的果络，切成块状；③将准备好的杧果、香蕉和椰子汁一起放入榨汁机榨汁。

水果干果

柠檬

● **营养指数**　（营养指数中的数值均为每百克食物的含量）

维生素	A（微克）	4	**三大营养素**	蛋白质（克）	1.1
	B₁（毫克）	0.05		脂肪（克）	1.2
	B₂（毫克）	0.02		碳水化合物（克）	4.9
	B₆（毫克）	0.08	**矿物质**	钙（毫克）	101
	C（毫克）	40		铁（毫克）	0.8
	E（毫克）	1.14		磷（毫克）	22
	生物素（微克）	37		钾（毫克）	209
	P（微克）	560		钠（毫克）	1.1
	胡萝卜素（毫克）	0.13		铜（毫克）	0.14
	叶酸（微克）	31		镁（毫克）	37
	泛酸（毫克）	0.2		锌（毫克）	0.65
	烟酸（毫克）	0.6		硒（微克）	0.5
热量（千卡）		35	**膳食纤维（克）**		1.3

● **食材档案**

柠檬又称柠果、洋柠檬、益母果等。果实汁多肉脆，芳香浓郁，富含柠檬酸，多用来调制饮料、菜肴、化妆品和药品。

食性物语 柠檬汁极酸，具有很强的杀菌作用；内含大量柠檬酸盐，能抑制钙盐结晶，从而阻止肾结石形成。柠檬富有香气，能消除肉类、水产的腥膻之味，并能使肉质更加细嫩。柠檬还能促进胃中蛋白分解酶的分泌，增强胃肠蠕动。食用柠檬还可以防治心血管疾病，提高凝血功能及血小板数量，美白肌肤，安胎止呕。

食而有道 因太酸而不宜鲜食。

食事求适 适合一般人食用。胃溃疡、胃酸过多者不宜食用；龋齿、糖尿病患者忌食。

适可而止 每次 1/6 个（1~2 瓣）。

健康食疗

柳橙柠檬汁 ▼

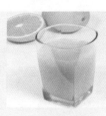

原材料

| 柳橙 1个 | 柠檬 2片 | 饮用水 200毫升 |

制作过程

❶将柳橙去皮，切成块状；❷将柠檬洗净，切成块状；❸将切好的柳橙、柠檬和饮用水一起放入榨汁机榨汁。

水果干果

木瓜

● 营养指数　（营养指数中的数值均为每百克食物的含量）

维生素	A（微克）	145	三大营养素	蛋白质（克）	0.4
	B₁（毫克）	0.02		脂肪（克）	0.1
	B₂（毫克）	0.04		碳水化合物（克）	6.2
	B₆（毫克）	0.01	矿物质	钙（毫克）	17
	C（毫克）	50		铁（毫克）	0.2
	E（毫克）	0.03		磷（毫克）	12
	生物素（微克）	38		钾（毫克）	18
	胡萝卜素（毫克）	0.87		钠（毫克）	28
	叶酸（微克）	44		铜（毫克）	0.03
	泛酸（毫克）	0.42		镁（毫克）	9
	烟酸（毫克）	0.3		锌（毫克）	0.25
				硒（微克）	1.8
热量（千卡）		27	膳食纤维（克）		0.8

● 食材档案

木瓜是岭南四大名果之一，作为水果食用的木瓜实际是番木瓜，又名乳瓜、番瓜、文冠果。果皮光滑美观、果肉厚实细致、香气浓郁、汁水丰多、营养丰富。木瓜富含 17 种以上氨基酸及钙、铁等矿物质。北方木瓜即宣木瓜，宜治病不宜鲜食。

● 食性物语　能健脾消食，美白肌肤，丰胸增乳。它独有的番木瓜碱具有抗肿瘤功效，阻止人体致癌物质亚硝酸胺的合成，对淋巴性白血病细胞具有强烈抗癌活性。所含齐墩果成分可护肝降酶、抗炎抑菌、降低血脂、软化血管。

● 食而有道　食用木瓜即番木瓜，可生吃，可与肉类一起炖煮。丰胸用青木瓜效果最好。

● 食事求适　适合一般人食用。营养缺乏、消化不良、肥胖和产后缺乳者更宜常食。木瓜中的番木瓜碱对人体有小毒，每次食量不宜过多。

● 适可而止　每次 1/4 个。

＊＊＊＊＊＊＊＊＊＊＊＊＊＊＊＊＊＊＊＊＊＊＊＊＊＊＊＊＊＊＊＊

健康食疗 🍚

木瓜柳橙鲜奶汁 ▼

[原材料]

| 木瓜 | 柳橙 | 鲜奶 |
| 半个 | 1个 | 200毫升 |

[制作过程]

❶将木瓜洗净去皮去瓤，切成块状；将柳橙去皮，分开；❷将切好的木瓜和柳橙、鲜奶一起放入榨汁机榨汁。

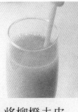

水果干果

杨桃

● 营养指数　　（营养指数中的数值均为每百克食物的含量）

维生素	A（微克）	12	三大营养素	蛋白质（克）	0.7
	B₁（毫克）	0.03		脂肪（克）	0.1
	B₂（毫克）	0.02		碳水化合物（克）	7.5
	B₆（毫克）	0.02	矿物质	钙（毫克）	5
	C（毫克）	27.2		铁（毫克）	0.6
	E（毫克）	0.3		磷（毫克）	27
	生物素（微克）	18		钾（毫克）	126
	叶酸（微克）	11		钠（毫克）	0.7
	泛酸（毫克）	0.3		铜（毫克）	0.04
	烟酸（毫克）	0.38		镁（毫克）	10
热量（千卡）		30		锌（毫克）	0.5
膳食纤维（克）		1.8		硒（微克）	0.84

● 食材档案

杨桃 也叫五棱子、羊桃、洋桃、阳桃等，果皮呈蜡质，果肉黄亮，爽甜多汁。杨桃含有大量挥发性成分，带有一股清香。

● 食性物语　　杨桃能减少机体对脂肪的吸收，有降低血脂、胆固醇的作用，还能保护肝脏，降低血糖。富含糖类、维生素C及有机酸，且果汁充沛，能迅速补充人体水分，并使体内的热或酒毒随小便排出体外。可提高胃液酸度，促进消化，消除咽喉炎症、口腔溃疡，防治风火牙痛。

● **食而有道** 茶余酒后吃几片杨桃，会感到口爽神清，别有一番风味。

● **食事求适** 适合一般人食用，心血管病患者或肥胖者尤其适合。

● **适可而止** 每次半个。

健康食疗

杨桃汁 ▼

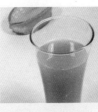

原材料

| 杨桃 | 饮用水 |
| 1个 | 200毫升 |

制作过程

❶将杨桃洗净，切成片，剔除子；❷将切好的杨桃和饮用水一起放入榨汁机榨汁。

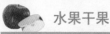水果干果

樱桃

营养指数

（营养指数中的数值均为每百克食物的含量）

维生素	A（微克）	35	三大营养素	蛋白质（克）	0.1
	B₁（毫克）	0.02		脂肪（克）	0.2
	B₂（毫克）	0.02		碳水化合物（克）	9.9
	B₆（毫克）	0.02	矿物质	钙（毫克）	11
	C（毫克）	10		铁（毫克）	6
	E（毫克）	2.22		磷（毫克）	27
	生物素（微克）	62		钾（毫克）	232
	胡萝卜素（毫克）	0.21		钠（毫克）	8
	叶酸（微克）	38		铜（毫克）	0.1
	泛酸（毫克）	0.2		镁（毫克）	12
	烟酸（毫克）	0.6		锌（毫克）	0.23
				硒（微克）	0.21
热量（千卡）		6	膳食纤维（克）		0.3

食材档案

樱桃也称莺桃、含桃、荆桃等。果实色泽红艳，玲珑如玛瑙宝石，味道甘甜而微酸，可鲜食，可腌制。

食性物语

樱桃的铁含量居各种水果之首，食之可促进血红蛋白再生，防治缺铁性贫血，增强体质，

健脑益智。有调中益气、健脾和胃、祛风湿之功效，对食欲不振、消化不良、风湿身痛等均有益处。

● 食而有道　櫻桃适宜生食，或者制成果汁。櫻桃常被用来点缀蛋糕和冰淇淋。

● 食事求适　适合一般人食用。樱桃性温热，热性病及虚热咳嗽者忌食。食用过多会引起铁中毒或氢氧化物中毒。

● 适可而止　每次约 30 克。

● 食林广记　櫻桃又被称为"莺桃"，据说是因为黄莺特别喜好啄食樱桃，因而得名。

健康食疗

樱桃枸杞桂圆汁 ▼

原材料

| 樱桃 | 桂圆 | 枸杞 | 饮用水 |
| 6颗 | 6颗 | 10粒 | 200毫升 |

制作过程

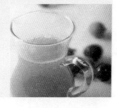

❶将樱桃洗净去核；将桂圆去壳去核，洗净；❷将准备好的樱桃、桂圆、枸杞和饮用水一起放入榨汁机榨汁。

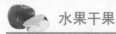 水果干果

石榴

● 营养指数　　（营养指数中的数值均为每百克食物的含量）

维生素	A（微克）	43	三大营养素	蛋白质（克）	1.6
	B₁（毫克）	0.05		脂肪（克）	0.2
	B₂（毫克）	0.03		碳水化合物（克）	13.7
	B₆（毫克）	0.04	矿物质	钙（毫克）	6
	C（毫克）	5		铁（毫克）	0.4
	E（毫克）	2.28		磷（毫克）	70
	生物素（微克）	11		钾（毫克）	231
	叶酸（微克）	6		钠（毫克）	0.7
	泛酸（毫克）	0.32		铜（毫克）	0.15
	烟酸（毫克）	0.2		镁（毫克）	17
热量（千卡）		63		锌（毫克）	0.2
膳食纤维（克）		4.7		硒（微克）	0.2

● 食材档案

石榴 原产于西域，汉代传入中原，有玛瑙石榴、粉皮石榴、青皮石榴、玉石子等品种。它色彩鲜艳、子多饱满，酸甜多汁，常被用作喜庆水果，象征多子多福、子孙满堂。

食物营养与健康随身查

● 食性物语　　石榴能涩肠止血，抑制细菌，是治疗出血、腹泻的佳品。以色列研究证实，连续两周每天饮用 57 ~ 85 克石榴汁，可将氧化过程减缓 40%，减少已沉积的氧化胆固醇，停止饮用后效果仍将持续 1 个月。石榴汁还能有效抵抗心血管疾病、抗衰老、防治癌瘤。

● 食而有道　　果汁染到衣物上很难洗掉。

● 食事求适　　老少皆宜。感冒、急性炎症、大便秘结者慎食；糖尿病患者忌食。多食会损伤牙齿，助火生痰。

● 适可而止　　每次约 40 克。

健康食疗

桃子石榴汁 ▼

原材料

| 桃子 | 石榴汁 |
| 1 只 | 200 毫升 |

制作过程

❶将桃子洗净去核，切成块状；❷将准备好的桃子和石榴汁一起放入榨汁机榨汁。

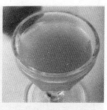

水果干果

火龙果

● **营养指数** （营养指数中的数值均为每百克食物的含量）

维生素	A（微克）	18	三大营养素	蛋白质（克）	1.4
	B₁（毫克）	0.08		脂肪（克）	0.3
	B₂（毫克）	0.06		碳水化合物(克)	11.8
	B₆（毫克）	0.05	矿物质	钙（毫克）	6
	C（毫克）	7		铁（毫克）	0.3
	E（毫克）	0.4		磷（毫克）	29
	胡萝卜素(毫克)	0.01		钾（毫克）	350
	叶酸（微克）	44		钠（毫克）	76
	泛酸（毫克）	0.53		铜（毫克）	0.03
	烟酸（毫克）	0.4		镁（毫克）	41
热量（千卡）		50		锌（毫克）	2.28
膳食纤维(克)		1.9		硒（微克）	3.36

● **食材档案**

火龙果外观独特，味道堪称一绝，因含有一般植物少有的植物性白蛋白及花青素、丰富的维生素和水溶性膳食纤维，对人体有绝佳的食疗功效。

● **食性物语** 火龙果中的白蛋白是具黏性、胶质性的物质,可缓解重金属中毒,还能对胃壁起保护作用。所含花青素成分较多,有抗氧化、抗自由基、抗衰老的作用,能提高对脑细胞变性的预防,抑制痴呆症发生。食用火龙果还能美白皮肤、减肥、降低血糖、润肠。

● 食而有道　火龙果是热带水果,适宜现买现吃。如需保存,应当存放于阴凉通风处,而不要放在冰箱中,以免冻伤变质。

● 食事求适　一般人都可以食用。

● 适可而止　每次约 60 克。

健康食疗

火龙果菠萝汁 ▼

▾原材料

| 火龙果
1个 | 菠萝
2片 | 饮用水
200毫升 |

制作过程

❶将火龙果去皮,将果肉切成块状;❷将菠萝洗净切成块状;❸将切好的火龙果、菠萝和饮用水一起放入榨汁机榨汁。

水果干果

核桃

● 营养指数 （营养指数中的数值均为每百克食物的含量）

维生素	A（微克）	10	三大营养素	蛋白质（克）	15.2
	B₁（毫克）	0.26		脂肪（克）	65.6
	B₂（毫克）	0.15		碳水化合物（克）	0.8
	B₆（毫克）	0.49	矿物质	钙（毫克）	25
	E（毫克）	43.21		铁（毫克）	2.2
	K（微克）	7		磷（毫克）	280
	胡萝卜素(毫克)	0.06		钾（毫克）	540
	叶酸（微克）	91		钠（毫克）	4
	泛酸（毫克）	0.67		铜（毫克）	1.17
	烟酸（毫克）	1		镁（毫克）	131
热量（千卡）		654		锌（毫克）	2.05
膳食纤维（克）		11.6		硒（微克）	4.62

● 食材档案

核桃也称胡桃、羌桃。与扁桃、腰果、榛子并称为世界著名的"四大干果"，能生食、炒食，可榨油、配制糕点。另有一种山核桃，又叫野胡桃，是我国浙江的特产，营养与核桃基本相同。

- **食性物语** 常食核桃能减少肠道对胆固醇的吸收，动脉硬化、高血压和冠心病患者适宜食用。核桃含大量脂肪，能润肠，治疗大便秘结，还可使体型消瘦的人增胖。因所含脂肪主要是亚麻酸和亚油酸，是人体理想的肌肤美容剂，常食能润肌肤、乌须发。富含B族维生素和维生素E，可防止细胞老化，能健脑、增强记忆力。

- **食而有道** 核桃仁表面的褐色薄皮也含有部分营养，勿丢弃。不能与野鸡肉同食。

- **食事求适** 所有人都可食用。食用过多会影响消化。

- **适可而止** 每次20克。

- **食林广记** 原产于近东地区。

健 康 食 疗

南瓜核桃汁 ▼

原材料

| 南瓜 | 核桃仁 | 饮用水 |
| 4片 | 适量 | 200毫升 |

制作过程

❶将南瓜洗净去皮，切成块状；❷将切好的南瓜放入锅内蒸熟；❸将蒸好的南瓜和核桃仁、饮用水一起放入榨汁机榨汁。

水果干果

栗子

　　（营养指数中的数值均为每百克食物的含量）

维生素	A（微克）	2	三大营养素	蛋白质（克）	4.1
	B₁（毫克）	0.14		脂肪（克）	1.2
	B₂（毫克）	0.17		碳水化合物（克）	40.9
	B₆（毫克）	0.37	矿物质	钙（毫克）	5
	C（毫克）	24		铁（毫克）	1.7
	E（毫克）	4.56		磷（毫克）	89
	胡萝卜素（毫克）	0.01		钾（毫克）	560
	叶酸（微克）	100		钠（毫克）	2
	泛酸（毫克）	1.3		铜（毫克）	0.4
	烟酸（毫克）	0.8		镁（毫克）	50
热量（千卡）		6		锌（毫克）	0.55
膳食纤维（克）		0.3		硒（微克）	1.13

栗子 又名板栗。内含大量淀粉以及蛋白质、脂肪、B 族维生素等多种营养成分，素有"干果之王"的美称，是一种价廉物美、富有营养的补养良药。

　　丰富的不饱和脂肪酸和维生素、矿物质，能防治高血压、冠心病、动脉硬化、骨质疏松等疾病，可抗衰老、延年益寿。栗子含核黄素（维生素 B_2），常吃对日久难愈的小儿口舌生疮和成人口腔溃疡有疗效。栗子对人体的滋补功能可与人参、黄芪、当归等媲美，对肾虚有良好的疗效，故又称"肾之果"，经常食用能强身愈病，特别是老年肾虚、大便溏稀者更为适宜。

● **食而有道**　栗子生吃难消化，熟食易滞气，所以一次不宜多食。发霉栗子勿食，会中毒。

● **食事求适**　老少皆宜，老年人尤宜。脾胃虚弱、消化不良者及风湿病患者不宜食用。

● **适可而止**　每次 10 个（约 50 克）。

健康食疗

栗子仔鸡 ▼

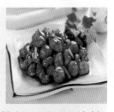

原材料

| 嫩鸡肉 250 克 | 板栗肉 100 克 |

制作过程

❶ 鸡肉拍平切块，用盐、绍酒拌匀，再用湿淀粉上浆；将绍酒、酱油、糖装碗，用湿淀粉调成芡汁。

❷ 油锅烧热，放入鸡块滑散，倒入板栗肉，等鸡肉转玉白色；放入葱段，倒入芡汁，使芡汁包住鸡块和栗肉，淋上麻油。

水果干果

松子

（营养指数中的数值均为每百克食物的含量）

维生素	A（微克）	2	三大营养素	蛋白质（克）	13.4
	B₁（毫克）	0.19		脂肪（克）	70.6
	B₂（毫克）	0.25		碳水化合物（克）	2.2
	B₆（毫克）	0.17	矿物质	钙（毫克）	78
	E（毫克）	32.79		铁（毫克）	4.3
	K（微克）	1		磷（毫克）	569
	胡萝卜素（毫克）	0.01		钾（毫克）	502
	叶酸（微克）	79		钠（毫克）	10.1
	泛酸（毫克）	0.59		铜（毫克）	2.68
	烟酸（毫克）	4		镁（毫克）	567
热量（千卡）		698		锌（毫克）	4.61
膳食纤维（克）		10		硒（微克）	0.74

食材档案

松子又叫罗松子、海松子、红松果。在人们心目中，松子被视为"长寿果"，又被称为"坚果中的鲜品"，对老年人最有益。

食性物语 松子中的脂肪成分是油酸、亚油酸等不饱和脂肪酸，有很好的软化血管的作用。磷、锰含量高，对大脑和神经有补益作用，是学生、脑力劳动者和预防老年痴呆的理想食品。有润肠通便之功，可美容、润肤，延缓衰老。常食能强身健体，提高抵抗力，增进性欲。

● **食而有道**　长时间储存会产生"油哈喇"味，不宜食用。

● **食事求适**　老少皆宜。因富含油脂，胆功能严重不良者慎食。

● **适可而止**　每次约 20 克。

健康食疗

松子牛肉 ▼

原材料

| 牛肉 400克 | 松子 30克 | 葱 适量 |

制作过程

❶牛肉洗净切片，加盐、小苏打粉、沙茶酱略腌，入油锅中炸至五成熟，捞出沥油。❷松子入油锅炸至香酥，捞出控油。❸葱洗净切段，入锅爆香，加入盐、酱油及牛肉快炒至入味，撒上松子即可。

水果干果

腰果

● 营养指数 （营养指数中的数值均为每百克食物的含量）

维生素	A（微克）	2	三大营养素	蛋白质（克）	21
	B₁（毫克）	0.54		脂肪（克）	47.6
	B₂（毫克）	0.18		碳水化合物（克）	26.7
	B₆（毫克）	0.36	矿物质	钙（毫克）	38
	C（毫克）	0.25		铁（毫克）	4.8
	E（毫克）	1.1		磷（毫克）	490
	K（微克）	28		钾（毫克）	590
	叶酸（微克）	63		钠（毫克）	220
	泛酸（毫克）	1.32		铜（毫克）	1.89
	烟酸（毫克）	0.9		镁（毫克）	240
热量（千卡）		576		锌（毫克）	3.6
膳食纤维（克）		6.7		硒（微克）	1.72

● 食材档案

腰果 又名鸡腰果、介寿果，因果实呈肾形而得名。果实成熟时香飘四溢，甘甜如蜜，清脆可口，是世界著名的四大干果之一。

● 食性物语　腰果的脂肪成分主要为不饱和脂肪

酸，能很好地软化血管，对保护血管、防治心血管疾病大有益处。含丰富油脂，可润肠通便，美容肌肤，延缓衰老。经常食用可强身健体，提高机体抗病能力，增进性欲，增加体重。

● 食而有道　有"油哈喇"味的腰果不宜食用。

● 食事求适　老少皆宜。胆功能严重不良者少食。食用过多易发胖。

● 适可而止　每次 10~15 粒。

健康食疗 🍜

香脆腰果 ▼

原材料

腰果
500克

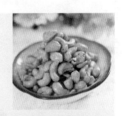

制作过程

❶将腰果放在凉水中泡几分钟后，捞出。❷锅上火，加油烧沸，下入腰果炸至酥脆时，捞出沥油。❸在腰果内加入盐，拌匀即可。

水果干果

莲子

● 营养指数 （营养指数中的数值均为每百克食物的含量）

维生素	B₁（毫克）	0.16	矿物质	钙（毫克）	97
	B₂（毫克）	0.08		铁（毫克）	3.6
	C（毫克）	5		磷（毫克）	550
	E（毫克）	2.71		钾（毫克）	846
	烟酸（毫克）	4.2		钠（毫克）	5.1
三大营养素	蛋白质（克）	17.2		铜（毫克）	1.33
	脂肪（克）	2		镁（毫克）	242
	碳水化合物(克)	64.2		锌（毫克）	2.78
热量（千卡）		344		硒（微克）	3.36
膳食纤维(克)		3			

● 食材档案

莲子是常见的滋补之品。一般家庭都用来制作冰糖莲子汤、银耳莲子羹或八宝粥。古人认为经常服食，可祛百病。

● 食性物语 富含钙、磷、钾等可以构成骨骼和牙齿的成分，有促进凝血，使某些酶活化，维持神经传导性，镇静神经，维持肌肉的伸缩性和心跳的节律等作用。所含磷是细胞核蛋白的主要组成部分，帮助机体进行蛋白质、脂肪、糖类代谢，对精子的形成也有重要作用。莲子有养心安神的功效，经常食用可健脑，增强记忆力，并能预防老年痴呆的发生。莲心味道极苦，却有显著的强心作用，可以治疗口舌生疮，并有助于睡眠。

食而有道 发霉的莲子勿食。莲心宜研末后吞食。

食事求适 一般人都可以食用。便秘、脘腹胀闷者忌食。

适可而止 莲子每次 30~50 克；莲心每次约 3 克。

健康食疗

红枣莲子 ▼

原材料

| 红枣 100克 | 莲子 50克 | 生菜 适量 | 红椒 50克 |

制作过程

❶生菜洗净，铺入盘底。❷红枣以温水泡发；莲子去心，洗净，与红枣分别入沸水中煮熟后捞出。❸将莲子、红枣同入蜂蜜中拌匀，取出装入生菜盘中即可。

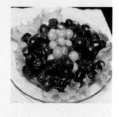

水果干果

花生

● 营养指数　（营养指数中的数值均为每百克食物的含量）

维生素	A（微克）	6	三大营养素	蛋白质（克）	12.1
	B₁（毫克）	0.85		脂肪（克）	25.4
	B₂（毫克）	0.1		碳水化合物(克)	5.2
	B₆（毫克）	0.46	矿物质	钙（毫克）	8
	C（毫克）	14		铁（毫克）	3.4
	E（毫克）	2.93		磷（毫克）	250
	K（微克）	100		钾（毫克）	1004
	胡萝卜素(毫克)	0.01		钠（毫克）	3.7
	叶酸（微克）	76		铜（毫克）	0.68
	泛酸（毫克）	17		镁（毫克）	110
	烟酸（毫克）	14.1		锌（毫克）	1.79
热量（千卡）		298		硒（微克）	4.5
膳食纤维(克)		7.7			

● 食材档案

花生的学名为落花生，也叫地果、唐人豆。和黄豆一样被誉为"植物肉""素中之荤"。营养价值高于粮食类，可与鸡蛋、牛奶、肉类等食品媲美。

● 食性物语　　花生能止血，其红衣的止血作用比花生更是高出 50 倍。内含不饱和脂肪酸,能降低胆固醇,有助于防治动脉硬化、高血压和冠心病。所含白藜芦醇是肿瘤类疾病的化学预防剂,也是降低血小板聚集,预防和治疗动脉粥样硬化、心脑血管疾病的化学预防剂。

● **食而有道** 花生连红衣与红枣配合食用,可补虚、止血。熟花生性质热燥,不宜多食。花生煮吃最佳,既保留了营养成分,又不温不火、易于消化。

● **食事求适** 老少均可食用。胆病、血黏度高、血栓患者不宜食用。

● **适可而止** 每次 80~100 克。

〰〰〰〰〰〰〰〰〰〰〰〰〰〰〰〰〰〰〰〰〰〰〰〰〰〰〰

健 康 食 疗

花生米拌莴笋 ▼

▼ **原材料**

红椒	花生米	莴笋
50克	100克	120克

制作过程

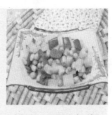

❶花生米洗净,放入盐水中煮熟,捞出,沥干水分,装盘。❷莴笋洗净,去皮,切成丁,入水中焯一下,晾干,装盘;红椒去子,洗净切成小块,入水中焯一下,装盘。❸将盐、味精、香油、生抽调匀,淋在盘中,拌匀即可。

水果干果

榛子

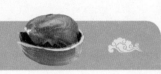

● 食材档案

榛子又名山板栗、尖栗、榧子等。形似栗子，果仁肥白而圆，有"坚果之王"的称呼。营养丰富，果仁中除富含蛋白质、脂肪、糖类外，胡萝卜素、维生素 B_1、维生素 B_2、维生素 E 含量也高；富含人体所需的8种氨基酸，且含量远远高过核桃；钙、磷、铁含量也高于其他坚果。

● 食性物语 富含油脂，有利于其中脂溶性维生素在人体内的吸收，对体弱、病后虚赢、易饥饿的人都有很好的补养作用。有天然香气，能开胃。内含抗癌化学成分紫杉酚，能治疗卵巢癌、乳腺癌及其他一些癌症。补脾胃，益气力，明目健行，并对消渴、盗汗、夜尿频多等颇有疗效。

● 食而有道 存放时间较长后不宜食用。

● 食事求适 一般人皆可食用，癌症、糖尿病患者也适合食用。富含油脂，胆功能严重不良者慎食。

● 适可而止 每次 20 颗。

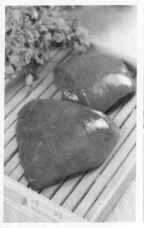

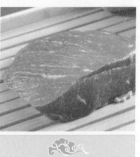

第六章

肉禽蛋类

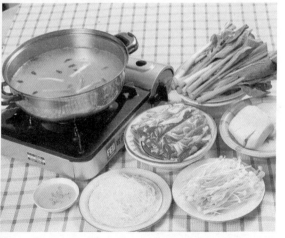

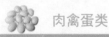 肉禽蛋类

猪肉

	A（微克）	16	**三大营养素**	蛋白质（克）	1.1
	B₁（毫克）	0.26		脂肪（克）	0.2
	B₂（毫克）	0.11		碳水化合物(克)	8.1
维生素	B₆（毫克）	0.37	**矿物质**	钙（毫克）	24
	B₁₂（微克）	0.3		铁（毫克）	0.6
	C（毫克）	1		磷（毫克）	39
	D（微克）	230		钾（毫克）	138
	E（毫克）	0.14		钠（毫克）	4.4
	生物素(微克)	8		铜（毫克）	0.05
	叶酸(微克)	1		镁（毫克）	15
	烟酸(毫克)	2.8		锌（毫克）	0.23
热量（千卡）		331		硒（微克）	0.92
胆固醇（毫克）		69			

●食材档案

猪肉是目前中国人餐桌上重要的动物性食品之一。

●食性物语　　猪肉为人类提供优质蛋白质和必需的脂肪酸，血红素铁（有机铁）和促进铁吸收的半胱氨酸，能改善缺铁性贫血。

● **食而有道** 猪肉长时间炖煮脂肪会减少 30%~50%，且胆固醇含量会大大降低。食用猪肉后不宜大量饮茶。

● **食事求适** 一般人都可食用。肥胖和血脂较高者不宜多食。

● **适可而止** 成年人每天 80~100 克，儿童每天约 50 克。

● **食林广记** 新加坡的一项调查显示，女性吸烟者做饭时若经常高温烹炒猪肉，患肺癌的可能性是一般吸烟者的 2.5 倍。

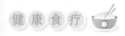

健康食疗

扣猪肉 ▼

原材料

| 五花肉 | 海带 | 豆皮 | 香菜 |
| 400 克 | 50 克 | 50 克 | 10 克 |

制作过程

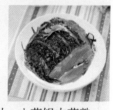

❶带皮五花肉洗净，切片，在肉皮上抹上盐、酱油；海带、豆皮均洗净切丝；香菜洗净。
❷油锅烧热，下肉片炸至肉皮紧缩，捞出沥油。❸将海带、豆皮铺于碗底，放上炸好的肉片，入蒸锅中蒸熟，撒上香菜即可。

肉禽蛋类

猪肝（鸡肝、羊肝等）

● 营养指数 （营养指数中的数值均为每百克食物的含量）

	维生素				矿物质	
维生素	A（微克）	10756	三大营养素	蛋白质（克）	22.7	
	B₁（毫克）	0.22		脂肪（克）	5.7	
	B₂（毫克）	2.41		碳水化合物（克）	0.3	
	B₆（毫克）	0.89	矿物质	钙（毫克）	54	
	B₁₂（微克）	52.8		铁（毫克）	7.9	
	C（毫克）	30		磷（毫克）	330	
	E（毫克）	0.3		钾（毫克）	300	
	生物素（微克）	28		钠（毫克）	88.3	
	叶酸（微克）	1000		铜（毫克）	0.65	
	泛酸（毫克）	6.4		镁（毫克）	24	
	烟酸（毫克）	13.5		锌（毫克）	3.86	
热量（千卡）		143		硒（微克）	19.21	
胆固醇（毫克）		368				

● 食材档案

猪肝（鸡肝、羊肝等）是猪（鸡、羊等）体内储存养料和解毒的重要器官，是最理想的补血佳品之一。

● 食性物语　　食用猪肝可调节并改善贫血病人造血系统的生理功能。所含维生素 A 可维持正常生长和生殖机能，防止眼睛干涩、疲劳，维持健康的肤色。所含维生素 B₂ 能补充辅酶，完成对某些有毒成分的去毒作用。所含维生素 C 和微量元素硒能增强人体的免疫反应，抑制肿瘤细胞产生。

● 食而有道　新鲜猪肝应用水冲洗 10 分钟，再浸泡半小时。治疗贫血配菠菜最好。

● 食事求适　一般人都可食用，贫血、常在电脑前工作的人尤为适合。高胆固醇血症、肝病、高血压和冠心病患者应少食。不可多食，以免摄入过多胆固醇。

● 适可而止　每餐 50 克。

健康食疗

腊味蒸猪肝 ▼

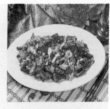

原材料

| 腊肉 | 腊肠 | 猪肝 |
| 80克 | 80克 | 80克 |

制作过程

❶腊肉、腊肠、猪肝均洗净切片。❷油锅烧热，下入姜、葱、蒜爆香，再加入腊肉、腊肠、猪肝略炒，调入盐，炒匀后起锅装入盘中。❸将炒过后的腊肉、腊肠、猪肝入蒸笼蒸半小时取出即可。

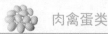

肉禽蛋类

猪血

● 营养指数　（营养指数中的数值均为每百克食物的含量）

维生素	A（微克）	12	三大营养素	蛋白质（克）	12.2
	B₁（毫克）	0.03		脂肪（克）	0.3
	B₂（毫克）	0.04		碳水化合物(克)	0.9
	D（微克）	386	矿物质	钙（毫克）	4
	E（毫克）	0.5		铁（毫克）	8.7
	生物素(微克)	2.3		磷（毫克）	16
	K（毫克）	90		钾（毫克）	29
	烟酸(毫克)	0.3		钠（毫克）	56
				铜（毫克）	0.1
				镁（毫克）	5
热量（千卡）		55		锌（毫克）	0.28
胆固醇(毫克)		116		硒（微克）	7.94

● 食材档案

猪血是最理想的补血佳品之一，人称"液体肉"，在日本和欧美等国家以动物血为原料制成的香肠、点心很受消费者青睐。

● 食性物语　动物血含铁量较高，儿童、孕妇、哺乳期妇女多食，可防治缺铁性贫血，所含微量元素钴对其他贫血病也有一定疗效，而所含凝血酶则有良好的止血作用。它还能清肠通便，净化肠道内的尘埃及金属微粒等有害物质，避免积累性中毒。

食而有道 无论烧、煮，定要焯透。不宜单独烹饪，葱、姜、辣椒等可祛除其异味。

食事求适 一般人都能食用。不宜多食，以免增加体内的胆固醇含量。高胆固醇血症、肝病、高血压和冠心病患者应少食。

适可而止 每次约 50 克。

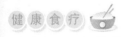

水煮血旺

原材料

| 猪血 | 麦菜 | 清汤 | 香菜 |
| 300克 | 100克 | 适量 | 20克 |

制作过程

❶麦菜洗净；猪血洗净切片。❷干辣椒末入锅炒香，加入豆瓣酱、姜末、蒜末爆香，再放入麦菜炒至断生，装碗。❸锅中加清汤，放入猪血煮熟，调入盐、葱末，盛碗，烧热油淋于其上，放入香菜即可。

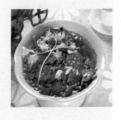

蔬菜

猪蹄（猪皮）

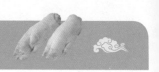

维生素	A（微克）	6	三大营养素	蛋白质（克）	23.2
	B₁（毫克）	0.05		脂肪（克）	17.7
	B₂（毫克）	0.04		碳水化合物（克）	1.9
	B₆（毫克）	0.02	矿物质	钙（毫克）	32
	B₁₂（微克）	0.4		铁（毫克）	2.4
	D（微克）	182		磷（毫克）	32
	E（毫克）	0.1		钾（毫克）	50
	生物素（微克）	3		钠（毫克）	110
	K（微克）	1		铜（毫克）	0.09
	叶酸（微克）	1		镁（毫克）	5
	泛酸（毫克）	0.7		锌（毫克）	0.78
	烟酸（毫克）	1.5		硒（微克）	5.85
热量（千卡）		260			

● 食材档案

猪蹄（猪皮）富含胶原蛋白质，脂肪含量低于肥肉，不含胆固醇。

● 食性物语　　猪蹄和猪皮中的胶原蛋白质在烹调过程中可转化成明胶，它能结合许多水，从而有效改善机体生理功能和皮肤组织细胞的储水功能，防止皮肤过早褶皱，延缓皮肤衰老。猪蹄对于经常四肢疲乏，腿部抽筋、麻木，消化道出血，失血性休克及缺血性脑病患者有一定辅助疗效。

● **食而有道** 作为通乳食疗时应少放盐、不放味精。临睡前不宜吃猪蹄，以免增加血黏度。

● **食事求适** 一般人都可以吃，为老人、妇女、失血者的食疗佳品。胃肠消化功能较弱者不宜多食；肝胆疾病、动脉硬化及高血压病患者应不食或少食。

● **适可而止** 猪蹄每次 1 只，猪皮每次约 50 克。

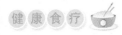

健康食疗

青椒焖猪蹄 ▼

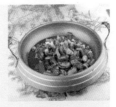

原材料

| 猪蹄 450 克 | 青椒 40 克 | 尖椒 40 克 |

制作过程

❶猪蹄处理干净斩块，入沸水中氽一下水，捞出沥干备用；青椒、尖椒洗净，切段。❷油锅置火上，入青椒、尖椒段炒香后，放入猪蹄块翻炒至五成熟，加盐、鸡精、料酒、红油、醋调味，加水焖15分钟，装盘即可。

肉禽蛋类

牛肉

维生素	A（微克）	3	三大营养素	蛋白质（克）	1.1
	B₁（毫克）	0.02		脂肪（克）	0.2
	B₂（毫克）	0.24		碳水化合物(克)	8.1
	B₆（毫克）	0.38	矿物质	钙（毫克）	24
	B₁₂（微克）	0.8		铁（毫克）	0.6
	D（微克）	243		磷（毫克）	39
	E（毫克）	0.42		钾（毫克）	138
	生物素(微克)	10.1		钠（毫克）	4.4
	K（微克）	7		铜（毫克）	0.05
	叶酸(微克)	6		镁（毫克）	15
	烟酸(毫克)	2.8		锌（毫克）	0.23
热量（千卡）		331		硒（微克）	0.92
膳食纤维（克）		69			

● 食材档案

牛肉是中国人的第二大肉类食品，味道鲜美，素有"肉中骄子"的美称。

● 食性物语　　牛肉富含蛋白质，氨基酸组成比猪肉更接近人体需要，能提高机体抗病能力，对生长发育及术后、病后调养的人在补充失血、修复组织等方面特别适宜。

● 食而有道 不宜常吃，一周一次为宜。烹饪时放一个山楂、一块橘皮或一点茶叶，牛肉易烂。清炖牛肉能较好地保存营养成分。

● 食事求适 一般人都可以吃。老人、幼儿及消化能力弱的人少食，或适当吃些嫩牛肉；患皮肤病、肝病、肾病的人慎食。过量食用可能会提高结肠癌和前列腺癌的患病概率。

● 适可而止 每餐约80克。

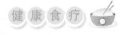

健康食疗

川味干煸牛肉丝 ▼

┌ 原材料 ┐

| 牛肉 | 芹菜 | 胡萝卜 | 莴笋 |
| 400克 | 20克 | 20克 | 20克 |

制作过程

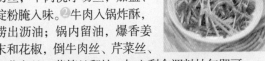

❶芹菜、胡萝卜、莴笋均洗净，切丝；牛肉洗净切丝，加盐、淀粉腌入味。❷牛肉入锅炸酥，捞出沥油；锅内留油，爆香姜末和花椒，倒牛肉丝、芹菜丝、胡萝卜丝、莴笋丝翻炒，加入剩余调料炒匀即可。

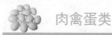

肉禽蛋类

羊肉

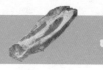

（营养指数中的数值均为每百克食物的含量）

维生素	A（微克）	11	三大营养素	蛋白质（克）	20.5
	B_1（毫克）	0.15		脂肪（克）	3.9
	B_2（毫克）	0.16		碳水化合物（克）	0.2
	B_6（毫克）	0.3	矿物质	钙（毫克）	9
	B_{12}（微克）	2		铁（毫克）	3.9
	C（毫克）	1		磷（毫克）	196
	D（微克）	320		钾（毫克）	403
	E（毫克）	0.31		钠（毫克）	69.4
	生物素（微克）	12		铜（毫克）	0.11
	K（微克）	6		镁（毫克）	17
	叶酸（微克）	1		锌（毫克）	6.06
	泛酸（毫克）	0.72		硒（微克）	7.18
	烟酸（毫克）	5.2			
热量（千卡）		118	胆固醇（毫克）		60

● 食材档案

羊肉 较牛肉的肉质细嫩，较猪肉和牛肉的脂肪、胆固醇含量少。

● 食性物语　寒冬常吃羊肉可益气补虚，促进血液循环，增强御寒能力。羊肉还可增加消化酶，保护胃壁，帮助消化。

● **食而有道**　煮制时放数个山楂或一些萝卜、绿豆，炒制时放些葱、姜、孜然等作料可去膻味。吃涮羊肉时务必涮透。夏秋季节气候燥热，不宜吃羊肉。

● **食事求适**　一般人都可以食用，体虚胃寒者尤其适宜。发热、牙痛、口舌生疮、咳吐黄痰等上火症状者不宜食用；肝病、高血压、急性肠炎或其他感染性疾病及发热期间不宜食用。

● **适可而止**　每餐约 50 克。

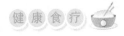

健 康 食 疗

涮羊肉火锅 ▼

原材料

羊肉片	白菜心	水发细粉丝	麻酱	清汤
500克	150克	60克	适量	适量

制作过程

❶将麻酱用冷开水调成稀糊状放在小碗里。❷所有需要涮的材料洗净，装盘。❸再将清汤加入调味料，调好味即可烫食，麻酱用来蘸食即可。

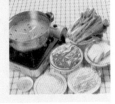

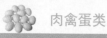 肉禽蛋类

鸭肉

● 营养指数

（营养指数中的数值均为每百克食物的含量）

维生素	A（微克）	47	三大营养素	蛋白质（克）	17.3
	B₁（毫克）	0.22		脂肪（克）	9
	B₂（毫克）	0.34		碳水化合物(克)	0.2
	B₆（毫克）	0.33	矿物质	钙（毫克）	12
	B₁₂（微克）	0.6		铁（毫克）	2.5
	D（微克）	136		磷（毫克）	84
	E（毫克）	0.2		钾（毫克）	100
	生物素(微克)	2		钠（毫克）	80.7
	K（微克）	8		铜（毫克）	0.21
	叶酸（微克）	2		镁（毫克）	14
	泛酸（毫克）	1.13		锌（毫克）	0.9
	烟酸（毫克）	2.4		硒（微克）	10
热量（千卡）		118	胆固醇(毫克)		60

● 食材档案

鸭肉是人们常言的"鸡鸭鱼肉"四大荤之一，鸭肉蛋白质含量为 16%~25%，比畜肉含量高得多，脂肪含量适中且分布较均匀。

● 食性物语 鸭肉中的脂肪酸熔点低，易于消化。所含 B 族维生素和维生素 E 较其他肉类多，能有效抵抗脚气病、神经炎和多种炎症，还能抗衰老。

● 食而有道 烹调时加入少量盐，肉汤会更鲜美。忌与核桃、甲鱼、木耳和荞麦同食。

● 食事求适 体热、上火、虚弱、食少、便秘、水肿、心脏病、癌症患者和放疗、化疗后的病人宜食。

● 适可而止 每次约 80 克。

健康食疗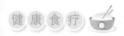

啤酒鸭火锅 ▼

◤ 原材料

| 新鲜鸭 1只 | 午餐肉 150克 | 蹄筋 100克 | 生菜 200克 | 魔芋 200克 |

◤ 制作过程

❶鸭子处理干净切块；魔芋洗净切条状；午餐肉洗净切片。❷将斩好的鸭块入沸水中焯去血水。❸鸭块和所有调味料炒匀，倒上啤酒后盛入锅内，再烫食其他原材料即可。

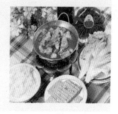

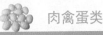 肉禽蛋类

鸡肉

● **营养指数** （营养指数中的数值均为每百克食物的含量）

维生素	A（微克）	42	三大营养素	蛋白质（克）	18.5
	B₁（毫克）	0.07		脂肪（克）	9.6
	B₂（毫克）	0.08		碳水化合物(克)	1.4
	B₆（毫克）	0.18	矿物质	钙（毫克）	17
	B₁₂（微克）	0.4		铁（毫克）	0.9
	C（毫克）	3		磷（毫克）	160
	D（微克）	221		钾（毫克）	340
	E（毫克）	0.2		钠（毫克）	72.4
	生物素（微克）	2		铜（毫克）	0.08
	K（微克）	53		镁（毫克）	7
	叶酸（微克）	11		锌（毫克）	1.29
	泛酸（毫克）	1.68		硒（微克）	5.4
	烟酸（毫克）	5			
热量（千卡）		166	胆固醇(毫克)		187

● **食材档案**

鸡肉 肉质细嫩，滋味鲜美，营养丰富，能滋补养身。

● **食性物语** 鸡肉蛋白质含量较高，且易被人体吸收利用，有增强体力、强壮身体的作用。所含对人

体生长发育有重要作用的磷脂类，是中国人膳食结构中脂肪和磷脂的重要来源之一。

● 食而有道　鸡肉可热炒、炖汤、凉拌。鸡肉的营养高于鸡汤。鸡屁股是淋巴最为集中的地方，也是储存病菌、病毒和致癌物的仓库，应弃掉，不可食用。

● 食事求适　一般人群均可食用，老人、病人、体弱者更宜食用。动脉硬化、冠心病和高脂血症患者忌饮鸡汤；感冒伴有头痛、乏力、发热的人忌食鸡肉、鸡汤。

● 适可而止　每餐约 100 克。

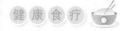

健康食疗

板栗辣子鸡 ▼

▼ 原材料

| 鸡 300克 | 板栗 100克 | 青、红椒圈 少许 | 高汤 适量 |

制作过程

❶鸡洗净，切块；板栗剥皮洗净，滤干。油烧热，放板栗肉炸成金黄，入鸡块煸炒，下酱油、姜、盐、蒜、高汤焖熟。❷取瓦钵1只，将鸡块、板栗连汤一齐倒入，置火上煨至八成烂，再入炒锅，放青、红椒圈，炒至汁干即可。

肉禽蛋类

鸡蛋

● **营养指数**　（营养指数中的数值均为每百克食物的含量）

	维生素			三大营养素		
	A（微克）	154		蛋白质（克）	12.9
	B₁（毫克）	0.16		脂肪（克）	9.1
	B₂（毫克）	0.17		碳水化合物（克）	1.5
维生素	B₆（毫克）	0.07	矿物质	钙（毫克）	30
	B₁₂（微克）	0.9		铁（毫克）	1.2
	D（微克）	3		磷（毫克）	172
	E（毫克）	2.29		钾（毫克）	60
	生物素（微克）	13		钠（毫克）	196.4
	K（微克）	12		铜（毫克）	0.07
	叶酸（微克）	36		镁（毫克）	11
	泛酸（毫克）	0.1		锌（毫克）	1.01
				硒（微克）	14.98
热量（千卡）		140	胆固醇（毫克）	1200		

（以上营养指数表格，维生素A为154微克、B₁为0.16毫克、B₂为0.17毫克、B₆为0.07毫克、B₁₂为0.9微克、D为3微克、E为2.29毫克、生物素13微克、K为12微克、叶酸36微克、泛酸0.1毫克；三大营养素中蛋白质12.9克、脂肪9.1克、碳水化合物1.5克；矿物质钙30毫克、铁1.2毫克、磷172毫克、钾60毫克、钠196.4毫克、铜0.07毫克、镁11毫克、锌1.01毫克、硒14.98微克；热量140千卡，胆固醇1200毫克）

● **食材档案**

鸡蛋含有蛋白质、脂肪、卵黄素、卵磷脂、维生素和铁、钙、钾等人体所需要的矿物质，其中蛋白质是自然界最优良的蛋白质。

● **食性物语**　鸡蛋富含 DHA 和卵磷脂，对神经系统和身体发育有利，能健脑益智，改善记忆力，并促进肝细胞再生。鸡蛋中含有较多的维生素 B_2 和多种微量元素，可以分解和氧化人体内的致癌物质，具有防癌作用。

● 食而有道　毛蛋、臭蛋、生蛋忌食，打蛋时须提防沾染到蛋壳上的细菌。

● 食事求适　一般人都适合，尤其适宜婴幼儿、孕产妇、老人、病人。发热病人，冠心病、肾病患者不宜吃鸡蛋；高胆固醇血症患者不宜吃蛋黄。

● 适可而止　常人每周 3~4 个。

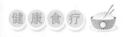

健康食疗

豆花鸡蛋蒸星斑鱼 ▼

▼ 原材料

| 豆花 | 鸡蛋 | 星斑鱼 | 荷兰豆 |
| 300克 | 80克 | 100克 | 50克 |

制作过程

❶星斑鱼处理干净，切块；荷兰豆洗净，去茎；鸡蛋打散，加盐搅拌均匀备用。❷星斑鱼加盐腌一下；将鸡蛋液倒在豆花上，腌好的星斑鱼以及荷兰豆也放在豆花上。❸放入蒸锅，小火蒸熟即可。

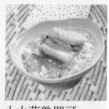

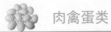 肉禽蛋类

鸭蛋（松花蛋）

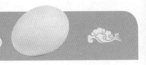

● 营养指数

（营养指数中的数值均为每百克食物的含量）

维生素			三大营养素		
	A（微克）	261		蛋白质（克）	12.6
	B₁（毫克）	0.17		脂肪（克）	13
	B₂（毫克）	0.35		碳水化合物（克）	3.1
	D（微克）	4	矿物质	钙（毫克）	62
	E（毫克）	4.98		铁（毫克）	2.9
	生物素（微克）	20		磷（毫克）	226
	K（微克）			钾（毫克）	60
	叶酸（微克）	63		钠（毫克）	106
	烟酸（毫克）	0.2		铜（毫克）	0.11
				镁（毫克）	13
热量（千卡）		180		锌（毫克）	1.67
胆固醇（毫克）		550		硒（微克）	15.68

● 食材档案

鸭蛋营养丰富，可与鸡蛋媲美，是补充 B 族维生素的理想食品。松花蛋也叫皮蛋，是用石灰等原料腌制后的蛋类食品，因蛋白中常有松针状的结晶或花纹而得名。

食性物语 鸭蛋中的蛋白质含量和鸡蛋相当，而矿物质总量远胜鸡蛋，尤其铁、钙含量极为丰富，能预防贫血，促进骨骼发育。

松花蛋较鸭蛋含更多矿物质，脂肪和总热量却稍有下降。它能刺激消化器官，增进食欲，促进营养的消化吸收，中和胃酸、清凉、降压。

食而有道 食用松花蛋应配以姜末和醋解毒。不宜与甲鱼、李子同食。

食事求适 大众都可食用，阴虚火旺者最宜。脾阳不足、寒湿下痢者不宜；心血管病、肝肾疾病患者应少食。

适可而止 每天 1 个。

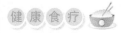

健康食疗

金沙玉米粒 ▼

原材料

玉米粒	玉米淀粉	熟咸鸭蛋黄
300克	100克	100克

制作过程

❶咸鸭蛋黄切碎；玉米粒洗净。❷将玉米淀粉放入容器中，加入玉米粒搅匀待用。❸锅中注油烧至八成热，下入玉米粒炸片刻，盛入盘中；锅中留底油烧热，放入咸蛋黄、玉米粒、盐翻炒均匀即可。

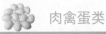

肉禽蛋类

鹌鹑肉 (鹌鹑蛋)

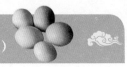

● **食材档案**

鹌鹑肉是典型的高蛋白、低脂肪、低胆固醇食物，鹌鹑蛋则有"卵中佳品"之称。

● **食性物语** 鹌鹑肉、蛋中富含卵磷脂和脑磷脂，有健脑的作用。常食鹌鹑肉、蛋，可治疗浮肿、糖尿病、贫血、胃病、肝大、肝硬化腹水等多种疾病。法国科学家发现鹌鹑蛋能有效治疗因吃鱼虾后发生的皮肤过敏、风疹块、呕吐以及某些药物性过敏。鹌鹑蛋的营养价值比鸡蛋还高，且更易被吸收利用。因鹌鹑蛋含芦丁、来岂丁等物质，是心血管病患者的理想滋补品。

● **食而有道** 忌与猪肉、猪肝、菌类同食，因为那样易面生黑斑。

● **食事求适** 高血压、高血脂、肥胖者宜食鹌鹑肉，而鹌鹑蛋胆固醇含量高则宜少食。对于老幼病弱者，两者皆为滋补佳品。

● **适可而止** 鹌鹑每次半只（80~100克），鹌鹑蛋每天3~5个。

● **食林广记** 鹌鹑可与人参媲美，被誉为"动物人参"。

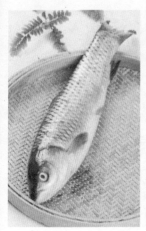

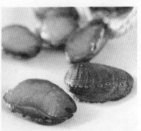

第七章
海鲜水产

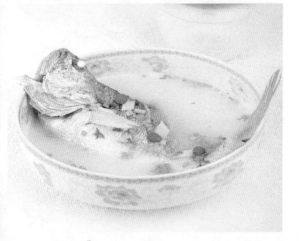

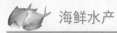 海鲜水产

鲤鱼

● **营养指数** （营养指数中的数值均为每百克食物的含量）

维生素	A（微克）	25	三大营养素	蛋白质（克）	17.7
	B₁（毫克）	0.03		脂肪（克）	4.1
	B₂（毫克）	0.09		碳水化合物(克)	0.5
	B₆（毫克）	0.13	矿物质	钙（毫克）	50
	D（微克）	14		铁（毫克）	1
	E（毫克）	1.27		磷（毫克）	204
	叶酸（微克）	5		钾（毫克）	334
	泛酸（毫克）	1.48		钠（毫克）	53.7
	烟酸（毫克）	2.7		铜（毫克）	0.06
				镁（毫克）	33
热量（千卡）		109		锌（毫克）	2.08
胆固醇（毫克）		0.5		硒（微克）	15.4

● **食材档案**

鲤鱼 也叫鲤拐子、鲤子，因鱼鳞上有十字纹理而得名。体态肥壮，肉质细嫩。

● **食性物语** 鲤鱼可辅助治疗各种水肿、腹胀、少尿、黄疸、孕妇胎动不安、乳汁不通等症。

● 食而有道　鲤鱼鱼腹两侧各有一条同细线一样的白筋，去掉可以除腥味。忌与绿豆、芋头、牛羊油、猪肝、狗肉同食。

● 食事求适　一般人均可食用。鲤鱼是发物，有慢性病者不宜食用；身体过于虚弱者少食。

● 适可而止　每次约 100 克。

● 食林广记　逢年过节餐桌上都少不了鲤鱼，取其"年年有余""鱼跃龙门"之意，增添喜庆气氛。

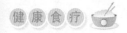

健康食疗

红烧鲤鱼 ▼

原材料

| 鲤鱼 1000克 | 冬笋片 100克 | 鸡蛋 1个 | 高汤 适量 | 葱花 少许 |

制作过程

❶鲤鱼处理干净，在鱼身两侧剞上花刀；鸡蛋取蛋黄备用。❷将鲤鱼放在用蛋黄、水淀粉和酱油打成的糊里蘸匀。❸油锅烧热，下鲤鱼煎至酥黄，加盐、酱油、高汤、冬笋片同煮，以水淀粉勾芡，撒上葱花即可。

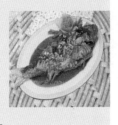

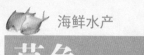 海鲜水产

草鱼

● **营养指数** （营养指数中的数值均为每百克食物的含量）

维生素	A（微克）	11	三大营养素	蛋白质（克）	18.5
	B₁（毫克）	0.03		脂肪（克）	4.3
	B₂（毫克）	0.15		碳水化合物(克)	2.5
	B₁₂（微克）	8	矿物质	钙（毫克）	36
	D（微克）	20		铁（毫克）	0.8
	E（毫克）	2.03		磷（毫克）	166
	烟酸（毫克）	1.95		钾（毫克）	312
				钠（毫克）	46
				铜（毫克）	0.05
				镁（毫克）	31
热量（千卡）		112		锌（毫克）	0.87
胆固醇(毫克)		86		硒（微克）	6.66

● **食材档案**

草鱼 又称鲩鱼。与青鱼、鳊鱼、鲢鱼并称中国四大淡水鱼。肉质细嫩，骨刺少，适合切花刀制作菊花鱼等造型菜。

● **食性物语** 草鱼富含不饱和脂肪酸和硒元素，前者利于血液循环，是心血管病患者的良好食物；后

者可抗衰老、养颜，一定程度上还可防治肿瘤。对于身体瘦弱、食欲不振的人来说，草鱼肉嫩而不腻，可以开胃、滋补。中医认为，草鱼有平肝、祛风、治痹等功效。

● **食而有道** 烹调时不用放味精。鱼胆有毒不能吃。

● **食事求适** 所有人都适合食用。食用过多易诱发各种疮疥。

● **适可而止** 每次约 100 克。

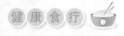

清蒸草鱼 ▼

原材料

| 草鱼 400 克 | 姜丝 适量 | 葱丝 少许 |

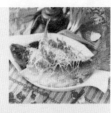

制作过程

①草鱼处理干净，划斜刀花。②用盐、花生油抹匀鱼的里外，将葱丝、姜丝填入鱼肚子和码在鱼肚上，放入蒸锅中，大火蒸 8 分钟。③锅中放油烧热，加入鸡精、酱油调成味汁，浇在鱼身上即可。

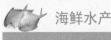 海鲜水产

平鱼

● 营养指数　（营养指数中的数值均为每百克食物的含量）

维生素	A（微克）	24	三大营养素	蛋白质（克）	18.5
	B₁（毫克）	0.04		脂肪（克）	7.8
	B₂（毫克）	0.07		碳水化合物（克）	0.5
	B₆（毫克）	0.3	矿物质	钙（毫克）	46
	B₁₂（微克）	1.4		铁（毫克）	1.1
	D（微克）	30		磷（毫克）	155
	E（毫克）	1.26		钾（毫克）	328
	叶酸（微克）	7		钠（毫克）	62.5
	泛酸（毫克）	1.37		铜（毫克）	0.14
	烟酸（毫克）	2.1		镁（毫克）	39
热量（千卡）		142		锌（毫克）	0.8
胆固醇（毫克）		77		硒（微克）	27.2

● 食材档案

平鱼 又叫银鲳、镜鱼，学名鲳鱼。富含高蛋白、不饱和脂肪酸和多种微量元素，因刺少肉嫩而深受人们喜爱。

● 食性物语　平鱼含有丰富的不饱和脂肪酸，能降

低胆固醇，是适宜高血脂、高胆固醇者食用的鱼类食品。还含有丰富的微量元素硒和镁，对冠状动脉硬化等心血管疾病有预防作用，常食能延缓机体衰老，预防癌症发生。

食而有道 忌用动物油炸制。不要和羊肉同食。

食事求适 老少皆宜。平鱼属于发物，有慢性疾病和过敏性皮肤病的人不宜食用。

适可而止 每次80~100克。

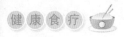

健康食疗

盐烧平鱼 ▼

原材料

平鱼 600克	洋葱 25克	荷叶 1张	香菜 5克	蒜头 适量

制作过程

❶用刀在鱼身两侧各划上两刀，用盐、料酒均匀地涂在鱼身上，腌10分钟；蒜头切末；洋葱切碎；香菜切段。❷烤箱预热至200℃，垫上荷叶，放上平鱼，涂上辣椒酱、蒜头、洋葱、烤7分钟，翻面，涂上辣椒酱，再烤7分钟，取出，放香菜点缀即可。

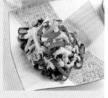

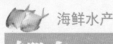 海鲜水产

鲫鱼

● 营养指数　　（营养指数中的数值均为每百克食物的含量）

维生素	A（微克）	32	三大营养素	蛋白质（克）	17.4
	B₁（毫克）	0.04		脂肪（克）	1.3
	B₂（毫克）	0.07		碳水化合物(克)	2.5
	B₆（毫克）	0.11	矿物质	钙（毫克）	64
	B₁₂（微克）	5.5		铁（毫克）	1.2
	C（毫克）	1		磷（毫克）	193
	D（微克）	4		钾（毫克）	290
	E（毫克）	0.68		钠（毫克）	70.8
	叶酸（微克）	14		铜（毫克）	0.08
	泛酸（毫克）	0.69		镁（毫克）	41
	烟酸（毫克）	2.5		锌（毫克）	2.75
热量（千卡）		91		硒（微克）	14.3
胆固醇(毫克)		130			

● 食材档案

鲫鱼 俗称鲫瓜子。肉味鲜美，肉质细嫩。营养素全面，含糖分多，脂肪少，食之鲜而不腻，略感甜味。

● 食性物语　　鲫鱼所含的蛋白质质优、齐全，易于消化吸收，是肝肾疾病、心脑血管疾病患者的良好

蛋白质来源，常食可增强抗病能力，肝炎、肾炎、高血压、心脏病、慢性支气管炎等疾病患者可经常食用。

● **食而有道**　宜清蒸或煮汤，煎炸则功效大打折扣。冬令时节食之最佳。鲫鱼与豆腐搭配炖汤营养最佳，忌与荠菜、猪肝同食。

● **食事求适**　一般人都适合食用。中老年人、高血脂、高胆固醇者忌食鲫鱼子。

● **适可而止**　每餐约40克。

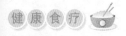
健康食疗

豆瓣鲫鱼 ▼

原材料

| 鲫鱼 2条 | 豆瓣酱 25克 | 猪肉末 适量 | 鸡汤 适量 |

制作过程

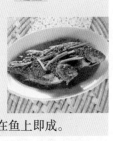

① 鲫鱼处理干净，改菱形花刀，用料酒、盐腌入味，拍上淀粉，放入油锅中炸至金黄色捞出。
② 将豆瓣酱及葱末、姜末、蒜蓉、猪肉末炒香，加鸡汤煮开，锅内汤汁打薄芡，加香油，淋在鱼上即成。

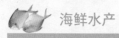 海鲜水产

黄鱼

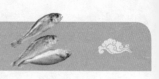

● 营养指数

（营养指数中的数值均为每百克食物的含量）

维生素			三大营养素		
	A（微克）	10		蛋白质（克）	7.7
	B₁（毫克）	0.03		脂肪（克）	2.5
	B₂（毫克）	0.1		碳水化合物(克)	0.8
	B₆（微克）	0.18	矿物质	钙（毫克）	53
	B₁₂（微克）	2.5		铁（毫克）	0.7
	D（微克）	62		磷（毫克）	174
	E（毫克）	1.13		钾（毫克）	260
	叶酸（微克）	6		钠（毫克）	120.3
	泛酸（毫克）	0.18		铜（毫克）	0.04
	烟酸（毫克）	1.9		镁（毫克）	39
热量（千卡）		96		锌（毫克）	0.58
胆固醇(毫克)		86		硒（微克）	42.6

● 食材档案

黄鱼 又名黄花鱼，有大小黄鱼之分。大黄鱼也称大鲜、大黄花、桂花黄鱼；小黄鱼也称小鲜、小黄花、小黄瓜鱼。二者和带鱼一起被称为中国三大海产鱼。

● 食性物语

含丰富蛋白质、微量元素和维生素，宜于体质虚弱者和中老年人食用。富含微量元素硒，

能清除人体代谢产生的自由基，延缓衰老，防治各种癌症。中医认为，黄鱼有健脾开胃、安神止痢、益气填精之功效，对贫血、失眠、头晕、食欲不振及妇女产后体虚有良好疗效。

● 食而有道　不可用牛油、羊油煎炸。不能与中药荆芥同食。

● 食事求适　一般人均宜于食用，贫血、头晕及体虚者更加适合。由于黄鱼是发物，哮喘患者和过敏体质的人应慎食。

● 适可而止　每次80~100克。

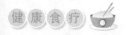

泡椒黄鱼 ▼

原材料

| 黄鱼 600克 | 豆瓣酱 适量 | 姜末 适量 | 泡椒 适量 | 葱花 适量 |

制作过程

❶黄鱼处理干净，在鱼身两侧剞上花刀，用盐腌一下。❷油锅烧热，放豆瓣酱、姜末煸出香味，放黄鱼煎至两面金黄，再加泡椒、红油、料酒及少许水焖干，撒入葱花，淋上香油即可。

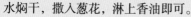

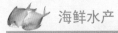 海鲜水产

鲈鱼

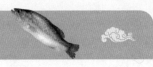

● 营养指数

（营养指数中的数值均为每百克食物的含量）

	A（微克）	19	三大营养素	蛋白质（克）	18.6
	B$_1$（毫克）	0.03		脂肪（克）	3.4
	B$_2$（毫克）	0.17		碳水化合物（克）	0.4
维生素	B$_{12}$（微克）	4.6	矿物质	钙（毫克）	56
	D（微克）	30		铁（毫克）	1.2
	E（毫克）	0.75		磷（毫克）	131
	烟酸（毫克）	3.1		钾（毫克）	205
				钠（毫克）	144.1
				铜（毫克）	0.05
				镁（毫克）	37
热量（千卡）		100		锌（毫克）	2.83
胆固醇（毫克）		86		硒（微克）	33.1

● 食材档案

鲈鱼 亦名花鲈、寨花、鲈板、四腮鱼等。与长江鲥鱼、黄河鲤鱼、太湖银鱼并称为"四大名鱼"。

● 食性物语

鲈鱼能补肝肾、健脾胃、化痰止咳，对肝肾不足的人有很好的补益作用，还可以治胎动不安、产后少乳等症。准妈妈和产后妇女吃鲈鱼，

既可补身，又不会造成营养过剩而导致肥胖。

● **食而有道** 最宜清蒸、红烧或炖汤。秋末冬初是食鲈鱼的最好时令。不可与牛羊油、奶酪和中药荆芥同食。

● **食事求适** 适合所有人。

● **适可而止** 每次约 100 克。

健康食疗

土豆烧鲈鱼 ▼

原材料

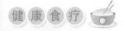

| 土豆 200克 | 鲈鱼 200克 | 红椒 少许 | 姜 少许 | 葱 少许 |

制作过程

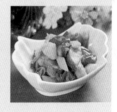

❶土豆去皮，洗净切块；鲈鱼处理干净，切大块，用酱油稍腌。❷将土豆、鱼块入烧热的油中炸熟，至土豆炸至紧皮时捞出待用。❸锅置火上加油烧热，爆香葱、姜、红椒，下入鱼块、土豆和盐、味精、胡椒粉，烧入味即可。

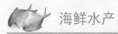 海鲜水产

带鱼

● 营养指数 （营养指数中的数值均为每百克食物的含量）

维生素	A（微克）	29	三大营养素	蛋白质（克）	17.7
	B₁（毫克）	0.02		脂肪（克）	4.9
	B₂（毫克）	0.06		碳水化合物（克）	3.1
	B₆（毫克）	0.2	矿物质	钙（毫克）	28
	B₁₂（微克）	0.9		铁（毫克）	1.2
	C（毫克）	1		磷（毫克）	191
	D（微克）	14		钾（毫克）	280
	E（毫克）	0.82		钠（毫克）	150.1
	叶酸（微克）	2		铜（毫克）	0.08
	泛酸（毫克）	0.56		镁（毫克）	43
	烟酸（毫克）	2.8		锌（毫克）	0.7
热量（千卡）		127		硒（微克）	36.6
胆固醇（毫克）		76			

● 食材档案

带鱼 也叫刀鱼、裙带鱼、白带鱼。因身体扁长似带而得名，以舟山所产为最佳。带鱼肉肥刺少，味道鲜美，营养丰富，鲜食、腌制、冷冻均可。

● 食性物语 带鱼脂肪含量高于一般鱼类，且多为

不饱和脂肪酸，有降低胆固醇的作用。所含丰富的镁元素，对心血管系统有很好的保护作用，有利于预防高血压、心肌梗死等心血管疾病。带鱼鳞和银白色油脂层中含有抗癌成分 6 - 硫代鸟嘌呤，对急性白血病、胃癌、淋巴肿瘤及绒毛上皮癌有一定疗效。经常食用带鱼，可补益五脏、养肝补血、泽肤养发。

● 食而有道　带鱼腥气较重，宜红烧、糖醋。忌用牛油、羊油煎炸。

● 食事求适　一般人都可食用。疥疮、湿疹等皮肤病或皮肤过敏者慎食。

● 适可而止　每次约 100 克。

健康食疗

家常烧带鱼 ▼

原材料

| 带鱼 800 克 | 葱白 适量 | 蒜 适量 |

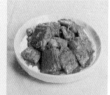

制作过程

❶带鱼处理干净，切块；葱白洗净，切段；蒜去皮，切片备用。❷带鱼加盐、料酒腌渍 5 分钟，再抹一些淀粉，下入油锅中炸至金黄色。❸添加水，烧熟后，加入葱白、蒜片炒匀，以水淀粉勾芡，淋上香油即可。

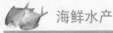

海鲜水产

鳝鱼

			三大营养素	蛋白质（克）	18
维生素	A（微克）	890		脂肪（克）	1.4
	B₁（毫克）	0.06		碳水化合物(克)	1.2
	B₂（毫克）	0.98	矿物质		
	B₆（毫克）	0.1		钙（毫克）	42
	B₁₂（微克）	2.3		铁（毫克）	2.5
	C（毫克）	2		磷（毫克）	206
	D（微克）	21		钾（毫克）	263
	E（毫克）	1.34		钠（毫克）	70.2
	叶酸（微克）	9		铜（毫克）	0.05
	泛酸（毫克）	0.86		镁（毫克）	18
	烟酸（毫克）	3.7		锌（毫克）	1.97
热量（千卡）		126		硒（微克）	34.6
膳食纤维(克)		89			

● 食材档案

鳝鱼也叫黄鳝、长鱼、海蛇等，味鲜肉美，刺少肉厚。

● 食性物语 　鳝鱼富含 DHA 和卵磷脂，它是构成人体各器官组织细胞膜的主要成分，而且是脑细胞不可缺少的营养。鳝鱼特含能降低血糖和调节血糖的"鳝鱼素"，且所含脂肪极少，是糖尿病患者的理想食品。鳝鱼肉中维生素A的含量高得惊人，能增进视力，促进皮膜的新陈代谢。

- **食而有道** 宜现杀现烹。

- **食事求适** 适合一般人食用。

- **适可而止** 每次约50克，过量可能复发痼疾。

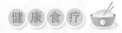

健康食疗

土茯苓鳝鱼汤 ▼

原材料

| 鳝鱼 100克 | 巴西蘑菇 100克 | 当归 10克 | 土茯苓 10克 |

制作过程

❶鳝鱼处理干净，切小段，用盐腌渍10分钟，再用清水洗净；将其余材料用清水洗净。
❷全部材料与适量清水置入锅中，以大火煮沸转小火续煮20分钟，加入盐、米酒拌匀即可。

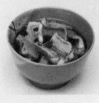

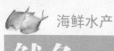 海鲜水产

鱿鱼

● **营养指数** （营养指数中的数值均为每百克食物的含量）

维生素	A（微克）	16	矿物质	钙（毫克）	43
	B₂（毫克）	0.03		铁（毫克）	0.5
	B₁₂（微克）	0.05		磷（毫克）	60
	D（微克）	3		钾（毫克）	16
	E（毫克）	0.94		钠（毫克）	134.7
三大营养素	蛋白质（克）	17		铜（毫克）	0.2
	脂肪（克）	0.8		镁（毫克）	61
热量（千卡）		77		锌（毫克）	1.36
胆固醇（毫克）		638		硒（微克）	13.65

● **食材档案**

鱿鱼亦名柔鱼、枪乌贼。营养功用与墨鱼、章鱼基本相同，富含蛋白质、钙、磷、铁，另含丰富的硒、碘、锰、铜等微量元素。

● **食性物语** 鱿鱼富含钙、磷、铁元素，利于骨骼发育和造血，能有效治疗贫血。除富含蛋白质和人体所需的氨基酸外，鱿鱼还含有大量的牛磺酸，可抑制血液中的胆固醇含量，缓解疲劳，恢复视力，改善肝脏功能。所含多肽和硒有抗病毒、抗射线作用。

中医认为，鱿鱼有滋阴养胃、补虚润肤的功能。

食而有道 鲜鱿鱼中有一种多肽成分，须煮熟后食用。

食事求适 一般人均能食用。脾胃虚寒者少吃；高脂血症、高胆固醇血症、动脉硬化及肝病患者慎食；湿疹、荨麻疹患者忌食。

适可而止 每次 30~50 克。

健康食疗 🥢

青椒鱿鱼丝 ▼

原材料

| 鱿鱼 300克 | 青椒丝 适量 | 红椒丝 适量 |

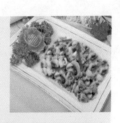

制作过程

❶鱿鱼治净，切丝；将盐、鸡精、酱油和花椒油调成味汁。❷锅内加清水和料酒烧沸，分别将鱿鱼丝和青、红椒丝氽至断生，捞出淋入香油，冷却后加味汁拌匀，撒上蒜末装盘即成。

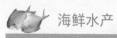 海鲜水产

虾

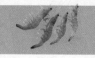

● 营养指数

（营养指数中的数值均为每百克食物的含量）

	维生素			三大营养素	蛋白质（克）	18.6
		A（微克）	15		蛋白质（克）	18.6
		B₁（毫克）	0.01		脂肪（克）	0.8
		B₂（毫克）	0.07		碳水化合物（克）	2.8
		B₆（毫克）	0.12	矿物质	钙（毫克）	62
		B₁₂（微克）	1.9		铁（毫克）	1.5
		D（微克）	123		磷（毫克）	228
		E（毫克）	0.62		钾（毫克）	215
		叶酸（微克）	23		钠（毫克）	165.2
		泛酸（毫克）	3.8		铜（毫克）	0.44
		烟酸（毫克）	1.7		镁（毫克）	46
热量（千卡）			127		锌（毫克）	2.38
胆固醇（毫克）			76		硒（微克）	33.72

● 食材档案

虾分为淡水虾和海水虾，常见的青虾、草虾、小龙虾为淡水虾，对虾、基围虾、琵琶虾、龙虾则是海水虾。虾肉肥嫩鲜美，不腥无刺，是滋补壮阳之妙品。

● 食性物语

虾肉所含蛋白质是鱼、蛋、奶的数倍至数十倍，另含丰富的钾、碘、镁、磷等矿物质及

维生素 A、氨茶碱等，且肉质松软、易消化，对身体虚弱以及病后需要调养的人极好。

● 食而有道　腐败变质虾忌食。虾线含沙，应挑去。

● 食事求适　老少皆宜。染有宿疾者、上火之时不宜食用；患过敏性鼻炎、支气管炎、反复发作性过敏性皮炎的老年人不宜吃虾。

● 适可而止　每次 30~50 克。

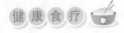

健康食疗

盐水虾 ▼

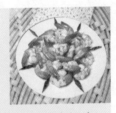

原材料

| 虾
1000克 | 黄瓜
适量 | 葱、姜
各适量 |

制作过程

❶将虾处理净待用；葱洗净切段；姜洗净切片；黄瓜洗净切小片。❷锅内添清水，放入虾，加花椒、八角、葱、姜、盐煮熟，捞出虾，拣去花椒、八角、葱、姜。❸将原汤过滤，放入虾浸泡 20 分钟，取出摆盘即可。

蟹

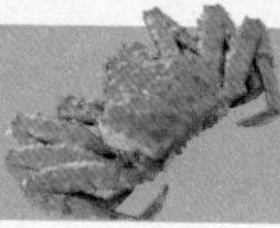

营养指数

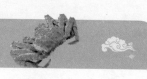

（营养指数中的数值均为每百克食物的含量）

维生素	A（微克）	30	三大营养素	蛋白质（克）	13.8
	B_1（毫克）	0.01		脂肪（克）	2.3
	B_2（毫克）	0.1		碳水化合物（克）	4.7
	B_6（毫克）	0.18	矿物质	钙（毫克）	208
	B_{12}（微克）	4.7		铁（毫克）	1.6
	D（微克）	95		磷（毫克）	142
	E（毫克）	2.99		钾（毫克）	232
	叶酸（微克）	22		钠（毫克）	260
	泛酸（毫克）	0.78		铜（毫克）	1.67
	烟酸（毫克）	2.5		镁（毫克）	47
热量（千卡）		95		锌（毫克）	3.32
胆固醇（毫克）		125		硒（微克）	82.65

食材档案

蟹分为海蟹和河蟹，乃食中珍味，素有“一盘蟹，顶桌菜”的民谚。它不但味美，且营养丰富，是一种高蛋白的补品。

食性物语

螃蟹富含蛋白质、微量元素，能较好地滋补身体。研究表明，螃蟹具有抗结核作用，对

结核病患者的康复大有裨益。

● 食而有道 吃蟹时和吃蟹后 1 小时内忌饮茶水。

● 食事求适 一般人均可食用。伤风、发热、胃痛、腹泻、消化道溃疡、胆囊炎、胆结石症患者不宜食蟹；脾胃虚寒者少食；冠心病、高血压、动脉硬化、高脂血症患者应少吃或不吃蟹黄。

蟹肉有活血祛瘀之功，对孕妇不利，蟹爪有明显的堕胎作用。

● 适可而止 每次约 80 克。

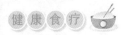

钵钵香辣蟹 ▼

┌原材料

肉蟹	干红椒	香菜
450克	50克	10克

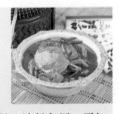

制作过程

①肉蟹处理干净，斩块，表面拍上淀粉备用；干红椒洗净，切段；香菜洗净。②油锅烧热，放入肉蟹用小火炸 1 分钟，捞出控油；另起油锅，放入花椒、干红椒爆香，放入肉蟹，加适量水焖熟。

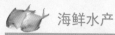 海鲜水产

蛤蜊

● **营养指数** （营养指数中的数值均为每百克食物的含量）

	A（微克）	23	三大营养素	蛋白质（克）	7.7
	B₁（毫克）	0.01		脂肪（克）	0.6
	B₂（毫克）	0.13		碳水化合物(克)	2.2
维生素	B₆（毫克）	0.08	矿物质	钙（毫克）	59
	B₁₂（微克）	28.4		铁（毫克）	6.1
	C（毫克）	1		磷（毫克）	126
	D（微克）	84		钾（毫克）	235
	E（毫克）	0.5		钠（毫克）	309
	叶酸（微克）	20		铜（毫克）	0.2
	泛酸（毫克）	0.37		镁（毫克）	82
	烟酸（毫克）	1.9		锌（毫克）	1.19
热量（千卡）		45		硒（微克）	77.1
膳食纤维(克)		63			

● **食材档案**

蛤蜊有花蛤、文蛤、西施舌等诸多品种。和许多贝类一样，蛤蜊有高蛋白、高微量元素、高铁、高钙、少脂肪的特点。

● **食性物语** 贝类动物中含有能降低血清胆固醇的

δ-7-胆固醇和24-亚甲基胆固醇，兼有抑制胆固醇在肝脏中合成和加速排泄胆固醇 的作用。食用贝类食物还能解除某些烦恼症状。

● **食而有道**　烹制时勿加味精，也不宜多放盐，以免鲜味反失。未熟透的贝类勿食，以免传染上肝炎等疾病。泥肠不宜食用。

● **食事求适**　常人均可食用。高血脂体质的人以及患有甲状腺肿大、支气管炎、胃病等疾病的人尤为适合。有宿疾者应慎食，脾胃虚寒者不宜多吃。

● **适可而止**　每次约50克。

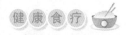

健康食疗

泰式炒蛤蜊 ▼

原材料

蛤蜊	蒜	姜	淀粉	黄椒片
400克	15克	10克	20克	50克

制作过程

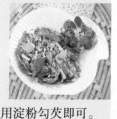

❶蛤蜊洗净；蒜去皮剁蓉；姜去皮洗净切末。❷锅中水烧开，放入蛤蜊煮开，捞出沥水。❸油烧热，放入蒜蓉、姜末爆香，放入蛤蜊，调入辣椒酱、茄汁、咖喱粉炒匀，用淀粉勾芡即可。

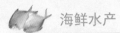 海鲜水产

螺

● 营养指数　（营养指数中的数值均为每百克食物的含量）

维生素	A（微克）	3	三大营养素	蛋白质（克）	11
	B₁（毫克）	0.02		脂肪（克）	0.2
	B₂（毫克）	0.19		碳水化合物(克)	3.6
	B₆（毫克）	0.03	矿物质	钙（毫克）	55
	B₁₂（微克）	2.1		铁（毫克）	19.7
	D（微克）	23		磷（毫克）	93
	E（毫克）	0.75		钾（毫克）	98
	叶酸（微克）	8		钠（毫克）	26
	泛酸（毫克）	0.2		铜（毫克）	0.8
	烟酸（毫克）	2.2		镁（毫克）	77
热量(千卡)		60		锌（毫克）	2.71
胆固醇(毫克)		154		硒（微克）	16.73

● 食材档案

螺分为田螺和海螺。螺肉丰腴细腻，味道鲜美，素有"盘中明珠"的美誉。它富含蛋白质、维生素和人体必需的氨基酸和微量元素，是典型的高蛋白、低脂肪、高钙质的天然动物性保健食品。

- **食性物语** 螺肉含有丰富的维生素 A、蛋白质、铁和钙,对目赤、黄疸、脚气、痔疮等疾病有食疗作用。螺类所含热量较低,是减肥者的理想食品。食用田螺对狐臭有显著疗效。

- **食而有道** 食用螺类应烧煮 10 分钟以上,以防止病菌和寄生虫感染。海螺脑神经分泌的物质会引起食物中毒,食用前需去掉头部。

- **食事求适** 一般人都能食用。消化功能弱者、老人、儿童应少食;有过敏史者、疮疡患者、胃寒者忌食。

- **适可而止** 田螺每次 8 个,海螺每次 3 个。

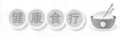

健康食疗 🥢

温拌海螺 ▼

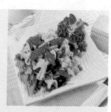

原材料

| 海螺肉 250克 | 红辣椒 50克 |

制作过程

❶红辣椒洗净切块。❷海螺肉洗净,用旺火蒸熟取出,去除螺脑,将螺肉改成薄片。❸将海螺倒入容器中,加盐、酱油、白糖及红椒块、姜丝、葱段、香油拌匀即可。

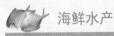 海鲜水产

鲍鱼

● **营养指数**　（营养指数中的数值均为每百克食物的含量）

维生素	A（微克）	24	三大营养素	蛋白质（克）	12.6
	B₁（毫克）	0.01		脂肪（克）	0.8
	B₂（毫克）	0.16		碳水化合物(克)	6.6
	B₆（毫克）	0.02	矿物质	钙（毫克）	266
	B₁₂（微克）	0.4		铁（毫克）	22.6
	C（毫克）	1		磷（毫克）	77
	D（微克）	24		钾（毫克）	136
	E（毫克）	2.2		钠（毫克）	2011.7
	K（微克）	23		铜（毫克）	0.72
	胡萝卜素(毫克)	0.03		镁（毫克）	59
	叶酸（微克）	22		锌（毫克）	1.75
	泛酸（毫克）	1		硒（微克）	21.38
	烟酸（毫克）	0.2			
热量(千卡)		84	胆固醇(毫克)		242

● **食材档案**

鲍鱼 肉质细嫩，滋味鲜美，自古便被视为"海味珍品之冠"。

● **食性物语** 鲍鱼具滋阴补养之功效，食后无牙痛、流鼻血等副作用。鲍鱼内含"鲍素"，可破坏癌细胞必需的代谢物质。

● **食而有道** 未熟者勿食。

● **食事求适** 一般人都可食用，夜尿频、气虚哮喘、血压不稳、精神难以集中者宜多食。痛风、尿酸高者只宜少量喝汤；感冒、发热、阴虚喉痛者不宜食用。

● **适可而止** 每次 1 个。

健 康 食 疗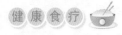

甜酱鲍鱼 ▼

原材料

| 鲍鱼 6只 | 包菜叶 2片 | 西芹 少许 |

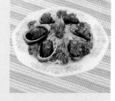

制作过程

❶将鲍鱼洗净，在盐水中余好，去其壳、内脏及唇。将鲍鱼壳与肉剥离，并去除其肉上的器官。❷在鲍鱼上整齐刻痕。包菜叶洗净切丝。❸将鲍鱼放在锅里，加入甜酱，烧至汤汁收干。将烧好的鲍鱼装入洗净的鲍鱼壳中，撒上蒜末，在盘中铺上一层包菜丝，将鲍鱼置于其上，并以西芹饰之。

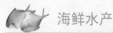 海鲜水产

紫菜

维生素	A（微克）	403	三大营养素	蛋白质（克）	28.2
	B₁（毫克）	0.44		脂肪（克）	3.9
	B₂（毫克）	2.07		碳水化合物(克)	16.9
	B₆（毫克）	0.06	矿物质	钙（毫克）	422
	C（毫克）	2		铁（毫克）	46.8
	E（毫克）	1.82		磷（毫克）	350
	K（微克）	110		钾（毫克）	1640
	胡萝卜素(毫克)	2.42		钠（毫克）	365.6
	叶酸（微克）	720		铜（毫克）	1.68
	泛酸（毫克）	1.24		镁（毫克）	105
	烟酸（毫克）	7.3		锌（毫克）	2.3
热量（千卡）		7.22		硒（微克）	7.22
胆固醇(毫克)		216	膳食纤维(克)		27.3

● 食材档案

紫菜属红藻类植物，生长在浅海岩礁上，颜色分红紫、绿紫和黑紫 3 种，干燥后均呈紫色，因可入菜而得名紫菜。

食性物语 营养丰富，含碘量很高，可用于治疗因缺碘引起的"甲状腺肿大"。紫菜有软坚散结功能，对其他郁结积块也有用途。富含胆碱和钙、铁，能增强记忆，治疗妇幼贫血，促进骨骼、牙齿的生长和保健。

食而有道 食用前用清水泡发，并换 1~2 次水以清除污染、毒素。

食事求适 一般人均宜食用，水肿、脚气、肺病初期、甲状腺肿大、心血管病和各类肿块、增生的患者更宜食用。

适可而止 每次约 15 克。

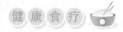

蛋花西红柿紫菜汤 ▼

原材料

| 紫菜 100克 | 西红柿 50克 | 鸡蛋 50克 |

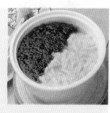

制作过程

❶紫菜泡发，洗净；西红柿洗净，切块；鸡蛋打散。❷锅置于火上，加入植物油，注水烧至沸时，放入紫菜、鸡蛋、西红柿。❸再煮至沸时，加盐调味即可。

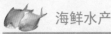 海鲜水产

海带

● 营养指数　　（营养指数中的数值均为每百克食物的含量）

维生素	A（微克）	40	三大营养素	蛋白质（克）	4
	B₁（毫克）	0.04		脂肪（克）	0.1
	B₂（毫克）	0.23		碳水化合物（克）	11.9
	B₆（毫克）	0.07	矿物质	钙（毫克）	445
	E（毫克）	0.85		铁（毫克）	10.2
	K（微克）	74		磷（毫克）	52
	胡萝卜素（毫克）	0.24		钾（毫克）	1338
	叶酸（微克）	19		钠（毫克）	353.8
	泛酸（毫克）	0.33		铜（毫克）	0.14
	烟酸（毫克）	0.8		镁（毫克）	129
热量（千卡）		126		锌（毫克）	0.97
膳食纤维(克)		89		硒（微克）	5.84

● 食材档案

海带亦名昆布，有"长寿菜""海上之蔬""含碘冠军"的美誉。

● 食性物语　　海带含碘量极高，碘是体内合成甲状腺素的主要原料。常食海带可令头发润泽乌黑。

- **食而有道** 烹制前用清水浸泡 2~3 小时，中间换几次水。吃海带后不要马上喝茶及吃酸涩的水果。

- **食事求适** 一般人都可食用，精力不足、气血不足及肝硬化腹水和神经衰弱者尤宜食用。脾胃虚弱、痰多、便溏者勿食。

- **适可而止** 每次 15~20 克。

健康食疗

爽口海带茎 ▼

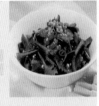

原材料

| 水发海带茎 200克 | 红椒 4克 | 葱 5克 |

制作过程

❶水发海带茎洗净，切成小段，放入加盐的开水中焯熟。❷红椒洗净，切成圈；葱洗净，切成末。❸盐、味精、蚝油、生抽调匀，淋在水发海带茎上，撒上红椒圈、葱末即可。

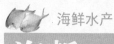 海鲜水产

海蜇

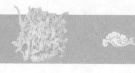

- **食材档案**

海蜇 也称水母、白皮子。形如蘑菇，"蘑菇头"部分人称"海蜇皮"；"蘑菇柄"部分则称"海蜇头"。

- **食性物语**　海蜇能软坚散结、行瘀化积、清热化痰，对气管炎、哮喘、胃溃疡、风湿性关节炎等有一定疗效，还可防治肿瘤。食用海蜇能扩张血管，降低血压，防治动脉粥样硬化，补充碘等多种营养。从事尘埃接触较多的工作人员常吃海蜇，可去尘积、清肠胃。

- **食而有道**　凉拌海蜇适当加醋可避免其"走味"。与白糖同腌会使保质期缩短。新鲜海蜇含有毒素，需经食盐加明矾盐渍 3 次并清洗净后方能食用。

- **食事求适**　一般人都能食用。

- **适可而止**　每餐约 40 克。

- **食林广记**　中国是最早食用海蜇的国家，晋代张华所著的《博物志》中就有食用海蜇的记载。

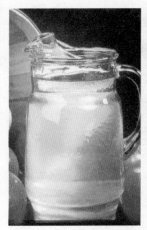

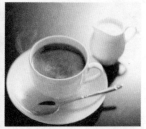

第八章

其他类

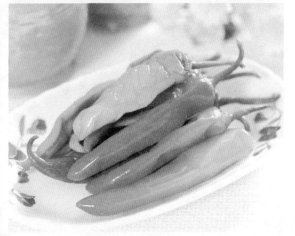

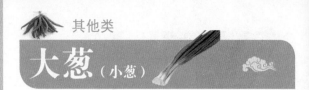

其他类

大葱（小葱）

● **营养指数**　（营养指数中的数值均为每百克食物的含量）

维生素	A（微克）	17	三大营养素	蛋白质（克）	1.1
	B₁（毫克）	0.03		脂肪（克）	0.2
	B₂（毫克）	0.05		碳水化合物（克）	4.2
	B₆（毫克）	0.11	矿物质	钙（毫克）	13
	C（毫克）	10		铁（毫克）	0.8
	E（毫克）	0.3		磷（毫克）	28
	K（毫克）	7		钾（毫克）	180
	胡萝卜素（毫克）	0.1		钠（毫克）	3.4
	叶酸（微克）	56		铜（毫克）	0.08
	泛酸（毫克）	0.4		镁（毫克）	19
	烟酸（毫克）	0.5		锌（毫克）	1.63
热量（千卡）		23		硒（微克）	0.67
膳食纤维（克）		1.5			

● **食材档案**

葱可谓佳蔬良药。大葱用于煎炒烹炸或生食；小葱一般都用作菜肴点缀或拌凉菜用。

● **食性物语**　葱含有具刺激性气味的挥发油，能祛除腥膻等油腻厚味菜肴的异味，产生特殊香气，可增进食欲。含有"前列腺素 A"，能舒张小血管，有助于防止血压升高所致的头晕，使大脑保持灵活并预防老年痴呆。

● **食而有道**　葱叶中富含胡萝卜素，不要轻易丢弃。葱对汗腺刺激作用较强。葱不宜与蜂蜜同食。

● **食事求适**　一般人都可食用，脑力劳动者更宜。

● **适可而止**　每次约 10 克。

健康食疗

大葱牛肉丝 ▼

┌ **原材料**

| 牛肉 300克 | 大葱 适量 | 红椒 适量 | 姜米 适量 |

制作过程

❶牛肉洗净切丝；红椒洗净切米；大葱洗净切丝。❷牛肉加盐、淀粉腌 5 分钟；葱丝装盘。❸锅中油烧热，爆香姜米、红椒、柱候酱，放牛肉，炒至牛肉快熟时加盐、胡椒粉、老抽，用淀粉勾芡，撒上香菜，盛在葱丝上即成。

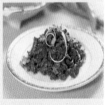

其他类

姜

● **营养指数** （营养指数中的数值均为每百克食物的含量）

维生素	A（微克）	30	三大营养素	蛋白质（克）	1.5
	B₁（毫克）	0.01		脂肪（克）	1.5
	B₂（毫克）	0.04		碳水化合物(克)	11.5
	B₆（毫克）	0.13	矿物质	钙（毫克）	46
	C（毫克）	5		铁（毫克）	2.1
	E（毫克）	0.2		磷（毫克）	42
	胡萝卜素(毫克)	0.18		钾（毫克）	387
	叶酸（微克）	8		钠（毫克）	28.2
	泛酸（毫克）	0.6		铜（毫克）	0.1
	烟酸（毫克）	0.4		镁（毫克）	44
热量（千卡）		66		锌（毫克）	0.34
膳食纤维（克）		2.2		硒（微克）	0.56

● **食材档案**

姜是重要的调味品之一，也可作为蔬菜单独食用，还是一味重要的中药材。它可将自身的辛辣味和特殊芳香渗入到菜肴中，使其鲜美可口，味道清香。

● **食性物语** 生姜是传统的治疗恶心、呕吐的中药，享有"呕家圣药"之誉。吃姜能改善食欲，增加饭量。

吃松花蛋或水产品时放上一些姜末、姜汁能解毒杀菌。着凉、感冒时喝些姜汤，能起到很好的预防、治疗作用。生姜的姜辣素进入体内后，能产生一种抗氧化酶，经常食用可抗衰老，老年人则可除"老年斑"。

● 食而有道 多食用生姜会刺激肾脏，并产生口干、咽痛、便秘等上火症状。烂姜、冻姜含致癌物质，勿食。

● 食事求适 所有人都可食用。有内热者慎食。

● 适可而止 每次约 10 克。

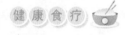

健康食疗

酸姜椒头炒牛肉 ▼

原材料

青椒	红椒	酸姜	牛肉	洋葱
10克	10克	50克	150克	150克

制作过程

❶牛肉洗净切小片；洋葱洗净切小片；青椒、红椒洗净切小片；酸姜切薄片。❷锅下油，旺火将油烧热，牛肉下锅煸炒，七成熟时加酱油、酸姜片、洋葱、辣椒一起继续大火煸炒至熟，出锅装盘即可。

其他类

大蒜

● **营养指数**　（营养指数中的数值均为每百克食物的含量）

维生素	A（微克）	5	三大营养素	蛋白质（克）	7
	B₁（毫克）	0.19		脂肪（克）	0.1
	B₂（毫克）	0.07		碳水化合物(克)	22.1
	B₆（毫克）	1.5	矿物质	钙（毫克）	4
	C（毫克）	10		铁（毫克）	1
	E（毫克）	0.5		磷（毫克）	138
	胡萝卜素(毫克)	0.03		钾（毫克）	530
	叶酸（微克）	92		钠（毫克）	17.6
	泛酸（毫克）	0.7		铜（毫克）	0.22
	烟酸（毫克）	0.56		镁（毫克）	21
热量（千卡）		117		锌（毫克）	1.06
膳食纤维（克）		0.8		硒（微克）	3.09

● **食材档案**

大蒜可调味，可防病健身，被称为"天然抗生素"。

● **食性物语**　大蒜含有"硫化丙烯"，杀菌能力是青霉素的 1/10，对病原菌和寄生虫都有良好的杀灭作用。大蒜有明显的降血脂及预防冠心病、动脉硬化的作用，可防止血栓的形成。大蒜能保护肝脏，阻断亚硝胺致癌物质的合成，从而预防癌症发生。常食大蒜能延缓衰老，其抗氧化活性优于人参。

食而有道 发芽的大蒜食疗效果甚微。大蒜不宜腌渍过久，以免破坏有效成分。生食大蒜才能预防和治疗感染性疾病。

食事求适 无消化道疾病者都可以食用。胃溃疡、十二指肠溃疡患者不宜食蒜；肝病患者少食。

适可而止 每次 1~4 瓣，过量食用会影响视力。

健康食疗

黄瓜蒜片 ▼

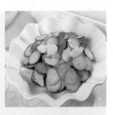

原材料

| 黄瓜 | 大蒜 | 干辣椒 |
| 500克 | 10克 | 适量 |

制作过程

❶黄瓜洗净切片，放进沸水中焯一下，捞起控干水，装盘待用。❷大蒜去皮洗净，切片；干辣椒洗净切丁。❸黄瓜片、蒜片、辣椒丁一起装盘，放进香油、盐、味精，拌匀即可。

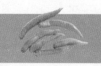

其他类

辣椒

（营养指数中的数值均为每百克食物的含量）

维生素	A（微克）	23	三大营养素	蛋白质（克）	2
	B₁（毫克）	0.04		脂肪（克）	0.5
	B₂（毫克）	0.03		碳水化合物（克）	4.2
	B₆（毫克）	1	矿物质	钙（毫克）	11
	C（毫克）	62		铁（毫克）	0.6
	E（毫克）	185		磷（毫克）	36
	K（毫克）	27		钾（毫克）	300
	胡萝卜素（毫克）	0.73		钠（毫克）	2.1
	叶酸（微克）	41		铜（毫克）	0.11
	泛酸（毫克）	3.7		镁（毫克）	15
	烟酸（毫克）	0.3		锌（毫克）	0.12
热量（千卡）		29		硒（微克）	0.62
膳食纤维（克）		2.3			

● 食材档案

辣椒又名尖椒，青者可作蔬菜食用，干红者则是调味品。

● 食性物语　　食用辣椒能增加饭量，增强体力，改善怕冷、冻伤、血管性头痛等症状。辣椒含有一种特殊物质，能加速新陈代谢，促进荷尔蒙分泌，保健皮肤。富含维生素C，可以控制心脏病及冠状动脉硬化，降低胆固醇。含有较多抗氧化物质，可预防癌症及其他慢性疾病。

● **食而有道**　维生素C不耐热，易被破坏，在铜器中更是如此，所以避免使用铜质餐具烹制辣椒。

● **食事求适**　一般健康人都可以食用。食管炎、胃肠炎、胃溃疡、痔疮患者应少吃或忌食；有火热病症或阴虚火旺、高血压病、肺结核病的人慎食。

● **适可而止**　鲜辣椒每次约100克；干辣椒每次约10克。

健康食疗

辣拌黄瓜 ▼

原材料

| 黄瓜
300克 | 红辣椒
适量 | 泡椒
适量 |

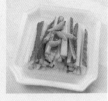

制作过程

❶黄瓜洗净，切成长块；红辣椒洗净，切成条。
❷将盐、味精、醋、香油调成味汁，浇在黄瓜上面，再撒上泡椒、红辣椒条即可。

其他类

花椒

● 营养指数 （营养指数中的数值均为每百克食物的含量）

维生素	A（微克）	23	矿物质	钙（毫克）	639
	B₁（毫克）	0.12		铁（毫克）	8.4
	B₂（毫克）	0.43		磷（毫克）	69
	胡萝卜素（微克）	6.9		钾（毫克）	204
	烟酸（毫克）	1.6		钠（毫克）	47.4
三大营养素	蛋白质（克）	6.7		铜（毫克）	1.02
	脂肪（克）	8.9		镁（毫克）	111
	碳水化合物（克）	37.8		锌（毫克）	1.9
热量（千卡）		258		硒（微克）	2
膳食纤维（克）		28.7			

● 食材档案

花椒是中国特有的香料，位列调料"十三香"之首，无论红烧、卤味、小菜、四川泡菜、鸡鸭鱼羊牛等菜肴均会用到它，也可粗磨成粉和盐拌匀为椒盐，供蘸食用。

● 食性物语　气味芳香，可除各种肉类的腥膻臭气，能促进唾液分泌，增进食欲。日本医学院研究发现，花椒能使血管扩张，从而能起到降低血压的作用。服食花椒水能驱除寄生虫。中医认为，花椒有芳香健胃，温中散寒，除湿止痛，杀虫解毒，止痒解腥之功效。

● 食而有道　炸花椒油时油温不宜过高。

● 食事求适　一般人皆可食用。孕妇、阴虚火旺者忌食。过多食用易消耗肠道水分，造成便秘。

● 适可而止　每次 3~5 克。

健 康 食 疗

泡辣椒 ▼

原材料

| 青辣椒 300克 | 红辣椒 300克 | 生姜 适量 | 花椒、八角 适量 |

制作过程

❶将青、红辣椒洗净，晾干表面的水分，装入干净的坛内；生姜、八角洗净。❷锅中加清水、盐、八角、花椒和生姜，沸煮 5 分钟左右。❸凉后倒入辣椒坛内，腌渍 3 天即可。

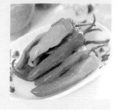

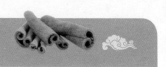

其他类

桂皮

	维生素		三大营养素		
	A（微克）	3.1	三大营养素	蛋白质（克）	4.4
	B₁（毫克）	0.01		脂肪（克）	0.2
	B₂（毫克）	0.01		碳水化合物（克）	1.9
	胡萝卜素(毫克)	4.2	矿物质	钙（毫克）	142
	泛酸（毫克）	1.7		铁（毫克）	7.6
	烟酸（毫克）	1.25		磷（毫克）	25.8
				钾（毫克）	1835
				钠（毫克）	47.1
				铜（毫克）	0.49
				镁（毫克）	87
热量（千卡）		182		锌（毫克）	0.29
膳食纤维（克）		2.7		硒（微克）	0.17

• 食材档案

桂皮 也叫肉桂、官桂、香桂。是最早被人类食用的香料之一。

• 食性物语　　桂皮香气馥郁，可使肉类菜肴祛腥解腻，令人食欲大增。适量添加桂皮，有助于预防或延缓因年老而引起的Ⅱ型糖尿病。含苯丙烯酸类化合物，对前列腺增生有治疗作用。

● 食而有道　受潮发霉的桂皮勿用，夏季忌食。桂皮含有可以致癌的黄樟素，所以食用量越少越好，且不宜长期食用。

● 食事求适　一般人都可食用。便秘、痔疮患者、孕妇应少食或不食。

● 适可而止　每次一小块（约 5 克），过多会影响菜肴本身的味道。

● 食林广记　公元前 2800 年的史料中曾提到桂皮，《圣经》和古埃及文献中也曾提及肉桂的名称。

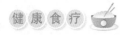

健 康 食 疗

川味酱肉 ▼

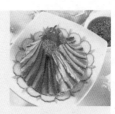

原材料

五花肉
500克

制作过程

❶五花肉洗净，切片，用盐腌渍一天，洗净盐水，沥水。❷用酱油浸没咸肉，再加姜片、料酒、白糖、味精、茴香、花椒、桂皮、八角。❸腌渍一天后取出，蒸熟，摆盘，淋上红油即可。

孜然

● 营养指数

（营养指数中的数值均为每百克食物的含量）

维生素	A（微克）	3	三大营养素	蛋白质（克）	2.1
	B₁（毫克）	0.03		脂肪（克）	0.3
	B₂（毫克）	0.02		碳水化合物（克）	2.4
	B₆（毫克）	0.02	矿物质	钙（毫克）	156
	胡萝卜素(毫克)	2.8		铁（毫克）	1.6
	泛酸（毫克）	0.6		磷（毫克）	23
	烟酸（毫克）	1.2		钾（毫克）	211
				钠（毫克）	143.8
				铜（毫克）	0.56
				镁（毫克）	98
热量（千卡）		212		锌（毫克）	0.77
膳食纤维（克）		1.8		硒（微克）	0.62

● 食材档案

孜然 亦名安息茴香。主要用于调味、提取香料等，是烧、烤食品必用的上等佐料，口感风味极为独特，富有油性，气味芳香而浓烈。

● 食性物语

用孜然加工牛羊肉，可以祛腥解腻，

并能令肉质更加鲜美芳香,增进食欲。具有醒脑通脉、降火平肝等功效,能祛寒除湿,理气开胃,驱风止痛,对消化不良、胃寒疼痛、肾虚便频均有疗效。用孜然调味菜肴还能防腐杀菌。

● **食而有道** 夏季应少食。

● **食事求适** 一般人都可食用。便秘、痔疮患者少食或不食。

● **适可而止** 每次 3~8 克。

● **食林广记** 孜然原产于中亚、伊朗一带。

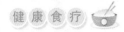

健 康 食 疗

缤纷孜然猪爽肉 ▼

▶ **原材料**

| 猪肉 | 彩椒丝 |
| 200克 | 100克 |

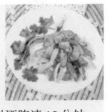

制作过程

❶猪肉洗净切片,用胡椒粉、料酒腌渍 15 分钟,再以蛋清上浆。❷锅内放油烧热,下蒜末、姜末爆香,放猪肉和孜然粉,用大火炒至断生。❸加彩椒翻炒,调入盐、味精炒匀即可。

其他类

胡椒

维生素	A（微克）	10	矿物质	钙（毫克）	2
	B₁（毫克）	0.09		铁（毫克）	9.1
	B₂（毫克）	0.06		磷（毫克）	172
	胡萝卜素（毫克）	0.06		钾（毫克）	154
	泛酸（毫克）	0.7		钠（毫克）	4.9
	烟酸（毫克）	1.8		铜（毫克）	0.32
三大营养素	蛋白质（克）	9.6		镁（毫克）	2
	脂肪（克）	2.2		锌（毫克）	1.23
	碳水化合物（克）	74.6		硒（微克）	7.64
热量（千卡）		357	膳食纤维（克）		2.3

● 食材档案

胡椒又名古月、黑川、白川。气味芳香，有刺激性及强烈的辛辣味，黑胡椒比白胡椒味更浓。

● 食性物语　　主要成分是胡椒碱，含有一定量的芳香油、粗蛋白、淀粉及可溶性氮，能祛腥、解油腻、助消化，其气味能增进食欲。对胃寒所致的胃腹冷痛、肠鸣腹泻有很好的缓解作用，并可治疗风寒感冒。胡椒有防腐抑菌的作用，可解鱼虾肉毒。

● 食而有道　不能高温油炸。胡椒与肉食同煮的时间不宜太长，以免香味逸散。粉状胡椒的保存时间不宜太长。

● 食事求适　一般人均可食用。消化道溃疡、咳嗽咯血、痔疮、咽喉炎症、眼疾患者慎食。用量过大或长期较大量食用，对胃肠黏膜有刺激作用，可引起充血性炎症，并能诱发痔疮、血压升高以及心慌、烦躁等症状。

● 适可而止　调味少许，加 2~3 克。

健康食疗

榨菜蒸肉 ▼

原材料

| 猪绞肉 300克 | 竹笋 30克 | 榨菜 30克 | 香菇 30克 |

制作过程

❶竹笋、榨菜洗净切丁；香菇洗净切末。❷猪绞肉用酱油、料酒、盐、胡椒粉、淀粉拌匀，再加入香菇、竹笋、榨菜拌匀，放入碗中，入蒸锅蒸熟后取出，倒扣在盘中即可。

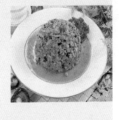

其他类

盐

营养指数 （营养指数中的数值均为每百克食物的含量）

矿物质	钙（毫克）	2	镁（毫克）	2
	铁（毫克）	0.8	锌（毫克）	0.01
	钾（毫克）	1228	硒（微克）	76.8
	钠（毫克）	2513	热量(千卡)	10
	铜（毫克）	0.01		

食材档案

盐 是咸味的载体，是调味品中用得最多的，可以说人们餐餐都少不了它，而且以它为基本味，可以调制出许多味型，号称"百味之祖（王）"。

食性物语

食盐能解腻提鲜，祛除腥膻之味，使食物保持原料的本味。盐水有杀菌、保鲜防腐作用，撒在食物上可以短期保鲜，用来腌渍食物能防变质。盐水还能清除皮肤表面的角质和污垢，促进全身皮肤的新陈代谢，防治某些皮肤病。

食而有道

碘盐宜在菜肴将出锅前加入，以免碘受热蒸发掉。应于阴凉避光处存储。鸡、鱼含有氨酸钠，本身有些咸味，烹调时应当少放盐。

食物营养与健康随身查

● 食事求适　所有人都可食用。儿童少用。长期过量食用盐容易导致高血压、动脉硬化、心肌梗死、中风、肾脏病和白内障的发生。

● 适可而止　一般健康人每天不超过 6 克。

健康食疗

爽口芥蓝 ▼

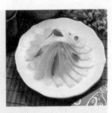

原材料

| 芥蓝 | 红椒 |
| 300克 | 30克 |

制作过程

❶芥蓝洗净去皮，切片；红椒洗净切片，与芥蓝一同入开水中焯一下取出装盘。❷调入白糖、醋、盐、味精、胡椒粉、香油拌匀即可。

其他类

糖

● 营养指数
（营养指数中的数值均为每百克食物的含量）

维生素	A（维克）	0.01	三大营养素	蛋白质（克）	0.7
	B₁（毫克）	0.09		碳水化合物（克）	96.2
	烟酸（毫克）	0.2	热量（千卡）		392
矿物质	钙（毫克）	157	铜（毫克）	1.15	
	铁（毫克）	2.2	镁（毫克）	54	
	磷（毫克）	11	锌（毫克）	0.35	
	钾（毫克）	120	硒（微克）	4.2	
	钠（毫克）	18.3			

● 食材档案

糖包括白糖、冰糖、红糖几种，均从甘蔗、甜菜中提取。白糖性平，纯度较高；红糖性温，杂质较多；冰糖则是糖的结晶。

● 食性物语

适当食用白糖，有助于提高机体对钙的吸收，过多却会妨碍钙的吸收。冰糖能养阴生津、润肺止咳，对肺燥咳嗽、干咳无痰、咳痰带血有很好的治疗作用。红糖营养成分保留较好，具有益气、缓中、助脾化食、补血破瘀等功效，痛经、产后喝些红糖水往往效果显著。对老年体弱、大病初愈的人，红糖有极好的进补作用。另外，红糖对血管硬化能起一定治疗作用，且不易诱发龋齿等牙科疾病。

● **食而有道** 食后应及时漱口或刷牙。糖很容易生螨，存放日久的糖不要生吃，应煮开后食用。红糖因含杂质较多，要加水煮沸后去杂饮用。

● **食事求适** 除糖尿病患者都可食用。老年人阴虚内热者不宜多吃红糖。

● **适可而止** 每天不超过 30 克。

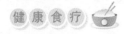

健 康 食 疗

糖醋小萝卜 ▼

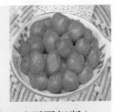

▼**原材料**

小萝卜	白糖
1000克	10克

制作过程

❶小萝卜洗净，去皮，横切几刀（不要切断），放入盆中，撒入少许盐拌匀，腌渍 1 小时左右。

❷取出萝卜挤干水分，放入盘中，加入白糖和香醋拌匀，最后放入冰箱冷藏后食用。

其他类

味精（鸡精）

（营养指数中的数值均为每百克食物的含量）

维生素	B₁（毫克）	0.08		钙（毫克）	100
	烟酸（毫克）	0.3		铁（毫克）	1.2
三大营养素	蛋白质（克）	40.1	矿物质	磷（毫克）	4
	脂肪（克）	0.2		钾（毫克）	450
	碳水化合物（克）	26.5		钠（毫克）	5894.9
				铜（毫克）	0.12
				镁（毫克）	7
				锌（毫克）	0.31
热量（千卡）		268		硒（微克）	0.98

食材档案

味精的主要成分是谷氨酸钠，是用微生物发酵的方法由粮食制成的调味品。鸡精是从鸡肉、鸡骨中萃取出来的，含有谷氨酸钠和多种氨基酸。

食性物语

补充人体所需的氨基酸，有利于增进和维持大脑机能。可增进食欲。

食而有道

宜在菜肴将要出锅时投放。若菜肴需勾芡，味精投放应在勾芡之前。烹制含碱食物、甜味菜、酸味菜不要放味精。高汤、鸡肉、鸡蛋、水产品制出的菜肴中不用再放味精。忌高温烹调，否则会产生致癌物。

● **食事求适**   一般成年人均可食用。老人、孕妇、婴幼儿、儿童不宜多食；高血压患者不宜多食。

● **适可而止**   尚无定论。有的国家规定每千克体重日摄入不超过 120 毫克。

健康食疗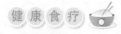

凉拌萝卜丝 ▼

┌ **原材料**
┌ 胡萝卜
└ 300克

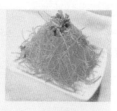

制作过程

❶胡萝卜洗净，去老皮，切成细丝，加入盐腌渍 15 分钟。❷在胡萝卜丝中调入香油、味精，拌匀即可。

其他类

醋

（营养指数中的数值均为每百克食物的含量）

维生素	B₁（毫克）	0.03	矿物质	钙（毫克）	17
	B₂（毫克）	0.05		铁（毫克）	6
	B₆（毫克）	0.02		磷（毫克）	96
	泛酸（毫克）	0.08		钾（毫克）	351
	烟酸（毫克）	0.7		钠（毫克）	232.1
三大营养素	蛋白质（克）	2.1		铜（毫克）	0.04
	脂肪（克）	1.3		镁（毫克）	13
	碳水化合物（克）	4.9		锌（毫克）	1.25
热量（千卡）		268		硒（微克）	2.43

● 食材档案

醋 古称酢、苦酒和"食总管"。是一种发酵的酸味液态调味品，种类繁多，以米醋和陈醋为最佳。

● 食性物语 醋可增加菜肴的鲜、甜、香等味道；可软化鸡骨鱼刺，促进钙的吸收；能促进唾液、胃液分泌，帮助消化吸收，并减少胃肠道和血液中的酒精浓度。醋有很好的抑菌和杀菌作用，能有效预防肠道疾病、流行性感冒和呼吸道疾病；可有效软化血管、降低胆固醇。食醋可消除疲劳，促进睡眠，减轻晕车晕船的不适症状。

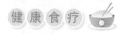 **食而有道** 制作菜肴时加点醋，可使菜肴脆嫩可口，去除腥膻味，保护营养成分。食用醋较多的菜肴后应及时漱口以保护牙齿。服用磺胺类药、碱性药、抗生素、解表发汗的中药的人不宜食醋。

食事求适 胃溃疡、胃酸过多者不宜食醋。食用过量会导致体内钙的流失。

适可而止 每次 5~20 毫升。

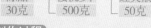

健 康 食 疗

醋泡樱桃萝卜 ▼

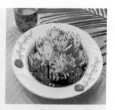

┌ **原材料**

| 陈醋 | 樱桃萝卜 | 红尖椒 |
| 30克 | 500克 | 50克 |

制作过程

❶将樱桃萝卜洗净，切十字花刀，放沸水中焯熟，装盘凉凉。❷红尖椒洗净，切成椒圈。❸把椒圈、陈醋和调味料一起放入碗内，调匀成味汁，均匀淋在樱桃萝卜上即可。

其他类

酱油

● 营养指数 （营养指数中的数值均为每百克食物的含量）

维生素	B₁（毫克）	0.05	三大营养素	蛋白质（克）	5.5
	B₂（毫克）	0.17		脂肪（克）	0.2
	B₆（毫克）	0.18		碳水化合物（克）	1.3
	B₁₂（微克）	0.2	矿物质	钙（毫克）	30
	叶酸（微克）	30		铁（毫克）	4.6
	泛酸（毫克）	0.37		磷（毫克）	38
	烟酸（毫克）	1.5		钾（毫克）	636
				钠（毫克）	4056
				铜（毫克）	0.06
				镁（毫克）	130
热量（千卡）		27		锌（毫克）	0.76
膳食纤维（克）		0.2		硒（微克）	5.32

● 食材档案

酱油 俗称豉油。由大豆、淀粉、小麦、食盐经过制曲、发酵等程序酿制而成。酱油一般有老抽和生抽两种：老抽用于提色；生抽用于提鲜。

● 食性物语 酱油能增加食物的香味，令色泽更加

294

食物营养与健康随身查

好看。含有异黄醇，可降低胆固醇，降低心血管疾病的发病率。

● **食而有道** 要食用"酿造"酱油，而不要吃"配制"酱油；要用"佐餐酱油"拌凉菜，"烹调酱油"未经加热不宜直接食用。不宜长时间加热。发霉变质的酱油勿食。

● **食事求适** 一般人都适合食用。服用治疗血管疾病、胃肠道疾病的药物时禁食酱油，以免引起恶心、呕吐。

● **适可而止** 每次 10~30 毫升。

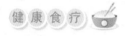

健 康 食 疗

芝麻菜心 ▼

┌─ **原材料** ─┐

| 菜心 300克 | 熟芝麻 50克 |

制作过程

❶将菜心择洗干净，入沸水中焯熟。❷将菜心放入沸水锅内焯熟捞出，用凉开水过凉，沥干水，放入盘中。❸姜洗净切末，放入碗中，加入盐、酱油、醋、香油拌匀，浇在菜心上，撒上熟芝麻即可。

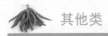 其他类

花生油

- **营养指数** （营养指数中的数值均为每百克食物的含量）

维生素	E（毫克）	42.06	三大营养素	脂肪（克）	99.9
	K（微克）	4			
矿物质	钙（毫克）	2	铜（毫克）		0.15
	铁（毫克）	2.9	镁（毫克）		2
	磷（毫克）	15	锌（毫克）		8.48
	钾（毫克）	1	硒（微克）		2.29
	钠（毫克）	3.5	热量（千卡）		899

- **食材档案**

花生油 具有花生的香味，可提供给人体大量营养，增加食品的美味，是构成人体内多种组织成分的重要原料。

- **食性物语** 花生油含锌量是色拉油的 37 倍，粟米油的 32.6 倍，菜籽油的 16 倍，豆油的 7 倍。虽然补锌的途径很多，但油脂是人们日常必需的补充物，所以食用花生油特别适宜于大众补锌。营养专家还在花生油中发现了 3 种有益于心脑血管的保健成分：白藜芦醇、单不饱和脂肪酸和 β－谷固醇。实验证明，

这几种物质是肿瘤类疾病的化学预防剂，也是降低血小板聚集、防治动脉硬化及心脑血管疾病的化学预防剂。优质花生油中含多种抗衰老成分，有延缓脑功能衰老的功效。

食而有道 花生油耐高温，除炒菜外适合于煎炸食物。

食事求适 适合所有人特别是中老年人食用。

适可而止 每天约 40 克。

健康食疗

小炒黄牛肉 ▼

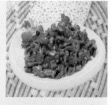

原材料

| 黄牛肉 500克 | 蒜苗 50克 | 红椒圈 150克 |

制作过程

❶黄牛肉洗净，切片，用淀粉、酱油、花生油拌匀腌渍 15 分钟；蒜苗洗净切小段。❷油锅烧热，放入牛肉片炒至变色，放入蒜苗和红椒圈炒香，放入酱油和盐炒匀即可。

其他类

茶

（营养指数中的数值均为每百克食物的含量）

维生素	A（维克）	417	三大营养素	蛋白质（克）	32.5
	B₁（毫克）	0.36		脂肪（克）	2.3
	B₂（毫克）	0.35		碳水化合物(克)	38.5
	B₆（毫克）	0.46	矿物质	钙（毫克）	332
	C（毫克）	19		铁（毫克）	14.4
	E（毫克）	9.57		磷（毫克）	191
	K（微克）	140		钾（毫克）	1643
	P（微克）	230		钠（毫克）	28.2
	胡萝卜素(毫克)	2.5		铜（毫克）	1.74
	叶酸（微克）	16		镁（毫克）	196
	泛酸（毫克）	3.1		锌（毫克）	4.24
	烟酸（毫克）	8		硒（微克）	3.18
热量（千卡）		296	膳食纤维（克）		15.6

食材档案

茶是大众化饮品，一般分绿茶、红茶和乌龙茶三大类，其中绿茶在日本、韩国、印度等亚洲国家较普及，西方国家更习惯饮红茶。

● 食性物语 茶具有抗血小板凝集、促进纤维蛋白溶解、降血压、降血脂的作用，可防治心血管疾病。能抗氧化、防辐射、提高免疫力，防癌抗癌。含氟、茶多酚，能防龋固齿。茶是天然的健美饮料，有助于保持皮肤光洁白嫩，减少皱纹。可提神醒脑、增强免疫、消除疲劳，并能抗过敏、杀菌、抗病毒、消臭解毒。

● 食而有道 冲泡时间不宜过长，不宜用保温杯泡茶。饮茶不宜过浓。隔夜茶勿饮。

● 食事求适 一般人均可饮用。发热、肾功能不良、心血管疾病、习惯性便秘、消化道溃疡、神经衰弱及失眠的人忌饮；孕妇、哺乳期妇女和儿童忌饮。

● 适可而止 茶叶每次 3~8 克。

健 康 食 疗

柠檬红茶汁 ▼

▼原材料

- 柠檬 250克
- 红茶 200毫升

制作过程

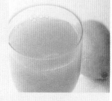

❶将柠檬去皮，切成块状；❷将切好的柠檬和红茶一起放入榨汁机榨汁。

其他类

啤酒

			三大营养素	蛋白质（克）	0.4
	B₁（毫克）	0.2			
	B₂（毫克）	0.02		碳水化合物（克）	3.1
维生素	B₆（毫克）	0.05	矿物质	钙（毫克）	4
	B₁₂（微克）	0.1		铁（毫克）	0.3
	叶酸（微克）	7		磷（毫克）	15
	泛酸（毫克）	0.08		钠（毫克）	2.5
	烟酸（毫克）	1		镁（毫克）	7
热量（千卡）		56		锌（毫克）	0.01

食材档案

啤酒营养丰富，能健脾开胃，被誉为"液体面包"。

食性物语

啤酒由发酵的谷物制成，含有丰富的B族维生素和其他营养成分，具一定热量。啤酒，特别是黑啤酒可使动脉硬化和白内障的发病率降低50%。男性以及年轻女性经常饮用啤酒，可以降低年老时患骨质疏松症的概率。骨质的密度和硅的摄取量有密切关系，而啤酒中含有大量的硅，经常饮用有助于保持人体骨骼强健。

食而有道 大量饮用有损健康。

食事求适 健康成年人可以饮用。胃炎、肝病、痛风、糖尿病、心脏病、泌尿系结石、溃疡病患者及正在服药者不宜饮啤酒。

适可而止 每天约 300 毫升，最多不超过 2 升。

健 康 食 疗

干锅啤酒鸭 ▼

原材料

| 鸭 500克 | 泡椒 200克 | 啤酒 50克 | 蒜苗 适量 | 青椒块 适量 | 姜末 适量 |

制作过程

❶鸭洗净，切块，用盐、料酒腌渍后待用；泡椒洗净；蒜苗洗净切块。❷油锅烧热，加姜末炒香，放鸭块翻炒，加泡椒、盐、老抽、料酒炒匀，再加水、啤酒焖熟。❸加入青椒块、蒜苗炒匀即可。

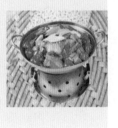

其他类

葡萄酒

（营养指数中的数值均为每百克食物的含量）

维生素	B₁（毫克）	0.04	矿物质	钙（毫克）	27
	B₂（毫克）	0.01		铁（毫克）	0.4
	B₆（毫克）	0.03		磷（毫克）	5
	泛酸（毫克）	0.07		钠（毫克）	2.5
	烟酸（毫克）	0.1		铜（毫克）	0.02
三大营养素	蛋白质（克）	0.2		镁（毫克）	4
	碳水化合物(克)	1.5		锌（毫克）	0.18
热量（千卡）		56		硒（微克）	0.1

● 食材档案

葡萄酒 由葡萄发酵酿制而成，酒精含量通常在8%~20%左右，味道甘甜醇美，营养丰富。法国盛产葡萄酒。

● 食性物语 葡萄酒是唯一的碱性酒精性饮品，可中和大鱼大肉以及米面类酸性食物，降低血中的不良胆固醇，促进消化。含有抗氧化成分和丰富的酚类化合物，可防止动脉硬化和血小板凝结，起到保护心脏、防止中风的作用。红葡萄酒富含单宁酸，能预防蛀牙、防止辐射伤害。饮用葡萄酒可养气活血，预防老年痴呆。红葡萄酒由葡萄全果酿制，是预防癌症的佳品。

● 食而有道 兑入雪碧、可乐、加冰块饮用是不正确的。红葡萄酒不需冰镇，白葡萄酒冰镇后饮用口味更佳。

● 食事求适 健康成年人、女性更适宜。糖尿病、严重溃疡病患者不宜饮用。

● 适可而止 每次50~100毫升，每天不宜超过200毫升。

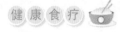

健 康 食 疗

红酒鸡翅 ▼

原材料

鸡翅	板栗	葡萄酒
400克	150克	100克

制作过程

❶鸡翅洗净，沥水；板栗洗净煮熟，捞出去皮。

❷油锅烧热，放鸡翅煎1分钟，倒葡萄酒没过鸡翅后再放一点，再加入冰糖，待融化，放板栗和盐，大火烧开，中小火烧至汤汁浓稠，大火收汁即可。

其他类

白酒

● **营养指数** （营养指数中的数值均为每百克食物的含量）

矿物质	钠（毫克）	0.5	热量（千卡）	56
	镁（毫克）	0.04		

● **食材档案**

白酒 又叫烧酒、白干儿。酒精度很高，除含有极少量的钠、铜、锌外，几乎不含维生素和钙、磷、铁等，有的仅是水和乙醇。

● **食性物语** 传统认为白酒有活血通脉，助药力，增进食欲，消除疲劳的功效。饮用少量白酒特别是低度白酒可以扩张小血管，促进血液循环，延缓胆固醇等脂质在血管壁的沉积。

● **食而有道** 服用某些中药材可用少量白酒送服。不可和其他酒一起饮用。饮白酒前后不能服用各类镇静药、降糖药、抗生素和抗结核药，严重时会导致死亡。

● **食事求适** 35 岁以上的健康男性和过了绝经期的妇女可适量饮用。孕妇、哺乳期妇女不可饮用；

高血压病、心脑血管病患者、肝功能不佳或有肝病者禁用。计划要小孩的夫妇，至少半年内应绝对戒酒。

• 适可而止 每次 10~16 毫升，每天不超过 50 毫升，且不可天天饮用。

健康食疗

香辣蟹 ▼

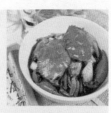

原材料

- 肉蟹 500 克
- 白酒 适量

制作过程

❶将肉蟹放在器皿中，加入适量白酒略腌，蟹醉后治净，切成块。❷锅中注油烧至三成热，下入花椒、干辣椒炒出麻辣香味。❸再放入姜片、葱段、蟹块、料酒、醋、鸡精、白糖和盐翻炒均匀即可。

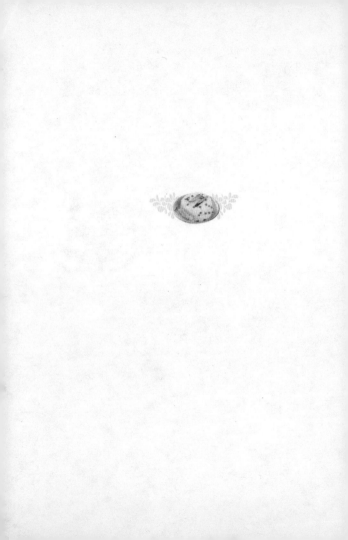